RECHERCHES

SUR LA

NATURE ET LES MOYENS CURATIFS

DE

LA PHTHISIE PULMONAIRE,

OU

CONSOMPTION DES POUMONS;

Tirées des manuscrits de feu W. WHITE, M. D. membre de la Société des Antiquaires de Londres;

Et publiées par A. HUNTER, M. D. de la Société royale de Londres & de celle d'Edimbourg.

Ouvrage traduit de l'anglais par A. A. TARDY, D. M.

Avec addition de Notes & orné d'une Planche.

SECONDE ÉDITION, corrigée & augmentée.

————

A PARIS,

Chez THÉOPHILE BARROIS le jeune, Libraire, rue Hautefeuille, n°. 22.

AN III. [1795 ère anc.]

A

EMMANUEL TARDY,

*Médecin, ci-devant Administrateur des
Eaux minérales de Vichy.*

MON PERE,

C'est auprès de vous que je contractai, dès mon enfance, le goût d'une science que vous exercez, depuis plus d'un demi siècle, avec le succès dû aux vrais talens réunis aux vertus de l'homme de bien. C'est vous qui guidâtes mes premiers pas dans cette carrière délicate ; vous, MON PERE, qui au bienfait de mon existence en avez ajouté tant d'autres ! A quel autre que vous pourrait donc s'adresser la dédicace d'un Essai de ma part, qui a pour but les progrès dans l'art de guérir, & le soulagement de l'humanité souffrante ? Daignez, à ces titres, en agréer l'hommage, comme un tribut public des sentimens aussi tendres que respectueux avec lesquels je ne cesserai d'être,

MON PERE,

Votre très-humble & très-
affectionné fils,

A. A. TARDY.

Le 15 Décembre 1793.

AVERTISSEMENT

DE L'ÉDITEUR.

L'ÉTROITE amitié qui, pendant nombre d'années, m'a lié avec l'auteur ingénieux de ces obſervations, m'ayant mis à portée de connaître parfaitement ſes opinions en médecine, & l'ayant toujours conſidéré comme un praticien auſſi honnête qu'il était judicieux, j'ai cru devoir faire mon profit de ſes lumières pour les tranſmettre au public.

L'intention de ce médecin était de publier ſon ſentiment ſur la Conſomption pulmonaire*, maladie qui lui était perſonnelle ; & dans ce deſſein, il avait recueilli beaucoup de matériaux précieux, tirés en partie de ſes

---

* Je dois prévenir que, pour ſuivre plus textuellement le langage de l'auteur, j'emploirai conſtamment, dans le cours de cette traduction, le mot *Conſomption*, ſous lequel les Anglais déſignent la maladie que nous nommons en France *Pulmonie*, ou *Phthſie pulmonaire*, quoique rigoureuſement chacune de ces dénominations pourrait offrir une acception particulière. *Note du Traducteur.*

lectures, ou qui étaient le fruit de l'obfervation dans fa pratique. Mais après une exiftence pénible & remplie d'incommodités, fpécialement dues à fon zèle pour le fervice de l'humanité, une mort précoce a enlevé mon ami à l'âge de quarante-cinq ans; il a d'ailleurs fupporté fes fouffrances & fa fin comme un chrétien qui a peu à craindre & beaucoup à efpérer.

J'ai cru à propos de fuivre le même plan que le docteur White avait tracé dans la difpofition de fes matériaux; & mon opinion s'accordant parfaitement avec les idées de ce favant médecin, je me rends pour ainfi dire refponfable de la doctrine renfermée dans ce petit ouvrage. Au furplus, les émolumens qui pourront réfulter de fa publication étant entièrement deftinés à la claffe la plus fouffrante & la moins fortunée de la fociété *, j'ofe, en

---

* Les profits de cet ouvrage font entièrement deftinés à l'hôpital établi en la ville d'York, pour l'afyle des fous indigens.

faveur de ce motif, folliciter l'indulgence de mes lecteurs, & les prier
de ne pas oublier que, fuivant l'efprit
de l'évangile, *la charité rachète une
multitude de fautes.*

Signé A. HUNTER,

TABLE DES TITRES

Contenus dans ce Volume.

Fin de la Table.

AVANT-PROPOS

DU TRADUCTEUR.

L'opinion désolante de l'incurabilité de la Phthisie pulmonaire confirmée, & qui n'est malheureusement que trop justifiée par l'expérience ; des craintes personnelles de porter le germe d'une affection, dont j'ai eu la douleur de voir périr celle qui me donna le jour, ainsi qu'une de mes sœurs à la fleur de son âge ; le desir enfin de servir l'humanité, en perfectionnant dans un de ses points les plus importans, l'art que je professe ; tels sont les motifs qui ont concouru à fixer mon attention toute entière sur ce vrai fléau du genre humain. Je ne pouvais être mieux placé, soit pour étudier la nature de ce mal, jusqu'à présent si peu connue, soit pour en rechercher les vrais moyens curatifs, que dans un pays où, il faut l'avouer, l'art médical jouit d'une supériorité bien conftatée fur toute autre nation; dans une contrée enfin où la Phthifie pulmonaire eft tellement commune, qu'on peut raifonnablement croire qu'elle y eft endémique. C'eft donc après avoir recenfé & médité les divers écrits anglais qui ont été publiés fur cette matière, & d'après l'avis des meilleurs praticiens de Londres, que j'ai cru devoir arrêter mon choix fur l'ouvrage dont j'offre la traduction à ma Patrie. Le but important qu'il a pour objet, l'intérêt du texte, tout femble me permettre d'efpérer que cette traduction fera favorablement accueillie. Au furplus, pour donner une idée de l'ouvrage, je vais en tracer rapidement l'analyfe, fuivant l'ordre de diftribution qui y eft établi; & au lieu de chercher à en faire reffortir le mérite, ou à juftifier quelques répétitions qu'on pourra y remarquer, je me bornerai à dire que ces Recherches favantes renferment une théorie faine & lumineufe, en même temps qu'elles préfentent les réfultats d'une pratique fage & expérimentée. Cet Ouvrage développe, en outre, des vues neuves & du plus grand intérêt : il eft feulement malheureux que l'auteur, enlevé par une mort précoce, n'ait pas eu le temps de donner à quelques-unes de fes idées toute l'extenfion dont elles paraiffent fufceptibles.

SECTION I.

Comme le prélude le plus ordinaire de la Confomption pulmonaire, l'Hémoptifie devait naturellement former le premier titre de ces Recherches. En effet, l'auteur commence par y approfondir les différentes caufes de cette maladie, en indiquant les moyens de ne pas la confondre avec d'autres crachemens ou vomiffemens de fang. Il range auffi, dans quatre claffes, toutes les diverfes fortes d'Hémoptifie, qui peuvent cependant fe réduire à deux efpèces principales, favoir : l'Hémoptifie accidentelle ou récente, provenant de rupture à quelque vaiffeau du poumon ; & la diapédèfe, qui tient uniquement à l'appauvriffement & à la diffolution du fluide fanguin, ou quelquefois à un vice organique dans la contexture fibreufe des vaiffeaux même. Cette différence caractériftique entre les diverfes Hémoptifies était d'autant plus effentielle à marquer, que la méthode curative qui ferait propre à l'une, devient directement contraire à l'autre, *& vice verfâ.* Le traitement convenable aux deux efpèces eft en outre fommairement indiqué à la fuite de chaque article analogue.

SECTION II.

Le diagnoftic de la pulmonie en général, les caufes naturelles & accidentelles qui difpofent à cette maladie, quelques réflexions très-fensées sur la communicabilité du virus tabisique ; tels sont les détails compris dans le second paragraphe. Il contient en outre des développemens physiologiques, qui tendent à établir comment la plénitude & l'oppression dans le systême vasculaire peuvent donner lieu à la petitesse ainsi qu'à la faiblesse apparente du pouls ; circonstance infiniment dangereuse à confondre avec des symptomes pareils, qui ne seraient que le résultat d'une débilité accidentelle ou de l'atonie générale du systême.

SECTION III.

Vient ensuite le tableau descriptif des symptomes qui constituent la pulmonie, proprement dite, dans chacun de ses degrés progressifs. L'auteur fait dériver originairement cette maladie, soit d'un état inflammatoire de quelque portion du poumon, ou d'un accroissement contre nature dans l'action des vaisseaux pulmonaires, foit d'un état primitivement ulcéreux de la fubftance charnue des poumons. Il définit de plus, avec autant de jufteffe que de précifion, la théorie de la fièvre hectique, prefque toujours inhérente à la pulmonie, les fignes qui caractérifent très-diftinctement cette fièvre, ainfi que fes effets fur l'économie animale. Enfin l'intérêt de ce chapitre n'eft pas peu augmenté par l'expofition d'un fyftême ingénieux & des plus vraifemblables, fur l'exiftence d'une nature particulière d'expectoration purulente, qui a lieu indépendamment d'aucune folution de continuité, ni de la deftruction des folides à l'organe du poumon. Le produit de cette humeur, entièrement diffemblable au pus qui réfulte de la pulmonie ulcéreufe, eft nommé par l'auteur, *exfudation inflammatoire*, comme tranfudant uniquement de la furface des membranes enflammées à un degré requis pour la formation de cette fecrétion.

SECTION IV.

Ce paragraphe a pour objet de fixer la variété des fortes de Confomption pulmonaire, abftraction faite de celles qui ne font que fymptomatiques. L'auteur en ramène toutes les efpèces à deux principales, qui font : la Pulmonie tenant effentiellement à la diathèfe inflammatoire du poumon, & celle qui dérive foncièrement d'un état ulcéreux de cet organe. Ces deux maladies font confidérées comme différentes par effence l'une de l'autre, dans leurs caufes, leurs effets & leur cure ; & les preuves inconteftables fur lefquelles l'auteur a établi fa ligne de démarcation, font parfaitement déduites dans le cours des fections fuivantes.

SECTION V.

La nature de la Phthifie pulmonaire purement inflammatoire, les caufes phyfiques qui y donnent lieu, les fymptomes diftinctifs, & la gradation des accidens qui s'obfervent dans les périodes fucceſſifs de cette forte de maladie, tous ces objets font compris dans le chapitre V. C'eſt ici, au reſte, où l'auteur, tranfporté du bien de l'humanité, fort de fa propre conviction, & d'ailleurs étayé d'autorités refpectables, ne peut s'empêcher de s'élever avec courage contre la routine aveugle qu'il prétend qu'on obferve dans le traitement de la Phthiſie pulmonaire de cette efpèce. Il blâme fur-tout hautement l'ufage abufif qu'on fait communément des gommes & réſines échauffantes, ainfi que des baumes incendiaires, tels que ceux de Tolu, de Copahu, &c. qu'on emploie fouvent dans les cas de Phthiſie la plus évidemment inflammatoire ; & ce, dit-on, par analogie avec l'effet de ces remèdes fur les plaies extérieures, dans l'intention de procurer également une digeſtion falutaire de l'humeur des plaies internes, & d'en cicatrifer les ulcères. Le Docteur White termine

cette digreſſion par un argument analogue & bien péremptoire, qu'il adreſſe
aux partiſans ſyſtématiques des baumes & des réſines, en leur deman-
dant ſimplement : « comment eſt-il
» poſſible que ces médicamens puiſ-
» ſent remplir l'indication vulnéraire
» qu'on leur ſuppoſe, lorſqu'il n'exiſte
» au poumon ni plaie ni ulcère à
» guérir ? »

SECTION VI.

Avant d'indiquer ſous ce paragraphe, les moyens curatifs de l'eſpèce
de Pulmonie décrite au chapitre précédent, l'auteur entre dans une diſ-
ſertation intéreſſante ſur l'irritabilité
contre nature du ſyſtême artériel ;
laquelle donne lieu à une Conſomption particulière, qui a bien quelques
rapports avec l'inflammatoire, mais qui
exiſte néanmoins ſans aucun ſymptome apparent d'inflammation locale ni
de ſolution de continuité à la ſubſtance du poumon. Le malade, épuiſé
graduellement, périt dans cette affec-

tion, feulement par excès de marafme.
D'après cette defcription, je penfe
qu'on ferait fondé à croire que l'auteur a voulu parler de cette maladie
connue en France fous la dénomination de *Pulmonie fèche*, autrement
Phthifie nerveufe : dans le fait, il confidère tellement cette affection fous
ce rapport, que les remèdes principaux qu'il confeille font les anti-fpaf-
modiques & les fédatifs. Il infifte fur-
tout pour l'application des véficatoires
fur la partie même de la poitrine la
plus embarraffée ; moins pour opérer
une révulfion humorale, que pour
détruire le fpafme de l'intérieur. Le
régime & les moyens prophylacti-
ques, à l'effet de détruire la maladie
& d'en empêcher le retour, font enfuite fommairement indiqués. Quant
au traitement de la Pulmonie inflammatoire, l'auteur préfente les vues les
plus fatisfaifantes à cet égard, & le
réfultat de fon opinion fe borne à ces
trois objets : diminuer la tenfion &
l'irritabilité du fyftême artériel ; dif-

fiper l'inflammation locale ; & procurer une détermination du fluide vital
à la furface du corps.

SECTION VII.

On trouvera dans ce chapitre,
l'expofé théorique des caufes & des
fymptomes de la Confomption ulcéreufe, qui eft une conféquence immédiate de l'ulcération du poumon,
& par conféquent la plus dangereufe
de toutes les efpèces de Pulmonie.
L'auteur y démontre comment le virus tabifique occafionne, par fa réab-
forption dans la maffe du fang, un
ferment feptique, dont le réfultat eft
de caufer une maladie de nature vraiment putride, qui entraîne néceffairement la deftruction générale du
fyftême.

SECTION VIII *& dernière.*

Enfin, le traité très-étendu de la
cure de la Confomption ulcéreufe

termine le complément de cet ouvrage. La diathèse putride étant évidemment l'état dominant de cette
affection, l'auteur en propose le traitement curatif fous deux points de
vue principaux : 1°. celui de combattre l'influence fédative de l'acrimonie putride, dont l'effet eft de
caufer l'atonie des folides. 2°. Celui
d'adoucir, de neutralifer même le
principe feptique des fluides, pour
obvier à l'infection générale. Parmi
les différens toniques & anti-feptiques
propres à remplir cette double indication, le quinquina eft recommandé,
à jufte titre, comme le remède *par
excellence*. De plus, à l'intérêt d'une
differtation fur les diverfes propriétés de cette écorce précieufe, & la
manière la plus favorable de l'adminiftrer, le docteur White ajoute
le mérite d'indiquer un remède nouveau, (quant à la Pulmonie) qui,
par fes fuccès fur les plaies extérieures, doit faire naître de grandes efpé-
rances pour les progrès dans la cure

de la Consomption ulcéreuse ; maladie qu'on n'a que trop de raisons de regarder comme un des plus cruels fléaux de l'humanité , & presque toujours comme l'écueil de la médecine ! C'est de l'air fixe dont il est ici question , autrement de ce gas élastique qui se dégage au moyen de l'effervescence produite par le mélange de substances alkalines & acides. Les procédés relatifs à l'administration de ce puissant correctif de la putrefcence , consistent à faire avaler aux malades des liqueurs salines , en état de vive effervescence ; ou de leur faire inspirer long-temps l'acide gaseux , au moment même où il se développe par la fermentation. Enfin , on introduit aussi la vapeur de l'air fixe dans les poumons , par le moyen de l'instrument nommé *inspiratoire* , dont il est fait mention dans le cours & à la fin de cet ouvrage. Au surplus , les recherches théoriques faites à l'égard de cet agent curatif & les tentatives heureuses qui ont déjà eu lieu dans cette affreufe maladie, font d'un intérêt trop majeur pour ne pas efpérer que cette découverte fixera toute l'attention des gens de l'art * & des amis de l'humanité.

C'eft à ce double titre enfin, que l'auteur, fans fortir des bornes de la modération ni de la modeftie, ofe s'élever ouvertement contre l'exercice du cheval, exercice qu'il déclare affirmativement être nuifible dans prefque tous les degrés de la Pulmonie. Je n'ai pas la prétention de vouloir m'ériger en arbitre entre la nouveauté d'une affertion auffi hardie & l'autorité contraire de nos plus grands

---

* Il y a déjà quelques années que j'entendis le plus favant profeffeur en chymie que nous poffédions actuellement en France, & duquel nous avons des ouvrages précieux fur cette fcience, nous dire dans une de fes leçons publiques fur les différentes fortes d'air & leurs diverfes propriétés, qu'il ne défefpérait pas que le fatras compliqué de notre pharmacie, ne fît place, un jour, dans la cure des maladies, aux réfultats fimples & merveilleux de la chymie pneumatique. On a déjà réalifé en Angleterre une partie de cette prophétie.

maîtres dans l'art de guérir ; mais qu'il me soit seulement permis de dire que la force & la justesse des raisonnemens dont cette opinion est étayée, méritent du moins qu'on se donne la peine de bien l'approfondir avant que de la juger.

Voilà en précis le sujet des Recherches dont je soumets la traduction au public. Outre les notes explicatives & quelques observations qui me sont personnelles, * j'ai ajouté des détails relatifs à l'*inspiratoire*, dont il sera parlé plusieurs fois dans le cours de cet ouvrage. J'ai cru même qu'on me saurait gré d'avoir fourni la planche figurative de cet instrument, dont la forme & l'usage ne sauraient être assez connus. Au reste, sans prétendre au mérite du style, j'ai seulement tâché de me rendre concis & intelligible. Heureux si j'ai pu y réussir ! plus heu-

---

* Les notes du Traducteur seront distinguées de celles du texte par le moyen de chiffres arabes, qui formeront un ordre numérique.

reux encore, fi cet effai répond au b t d'utiité que je me fuis propofé en le publiant!

RECHERCHES

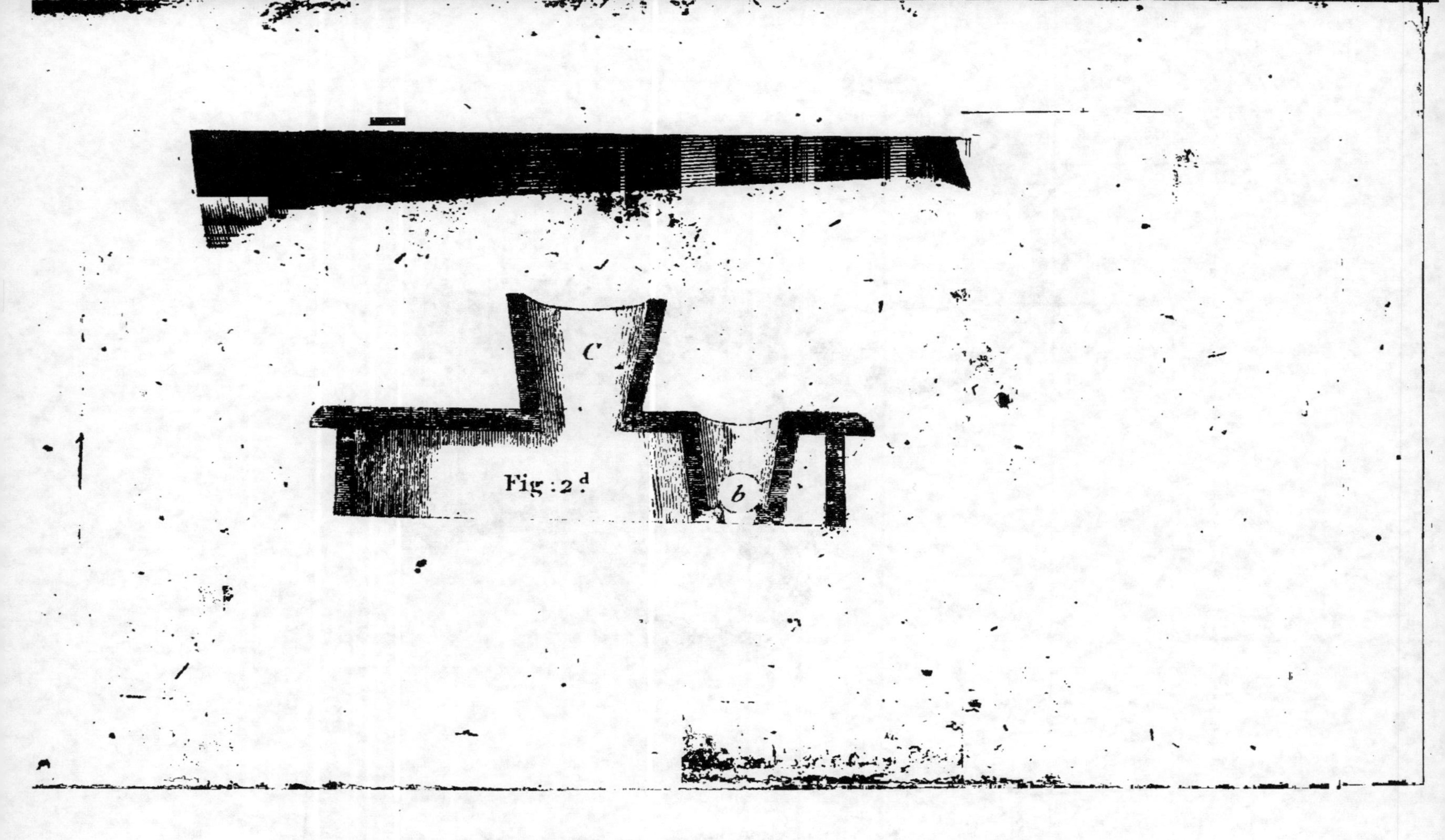
C
Fig: 2.d
b

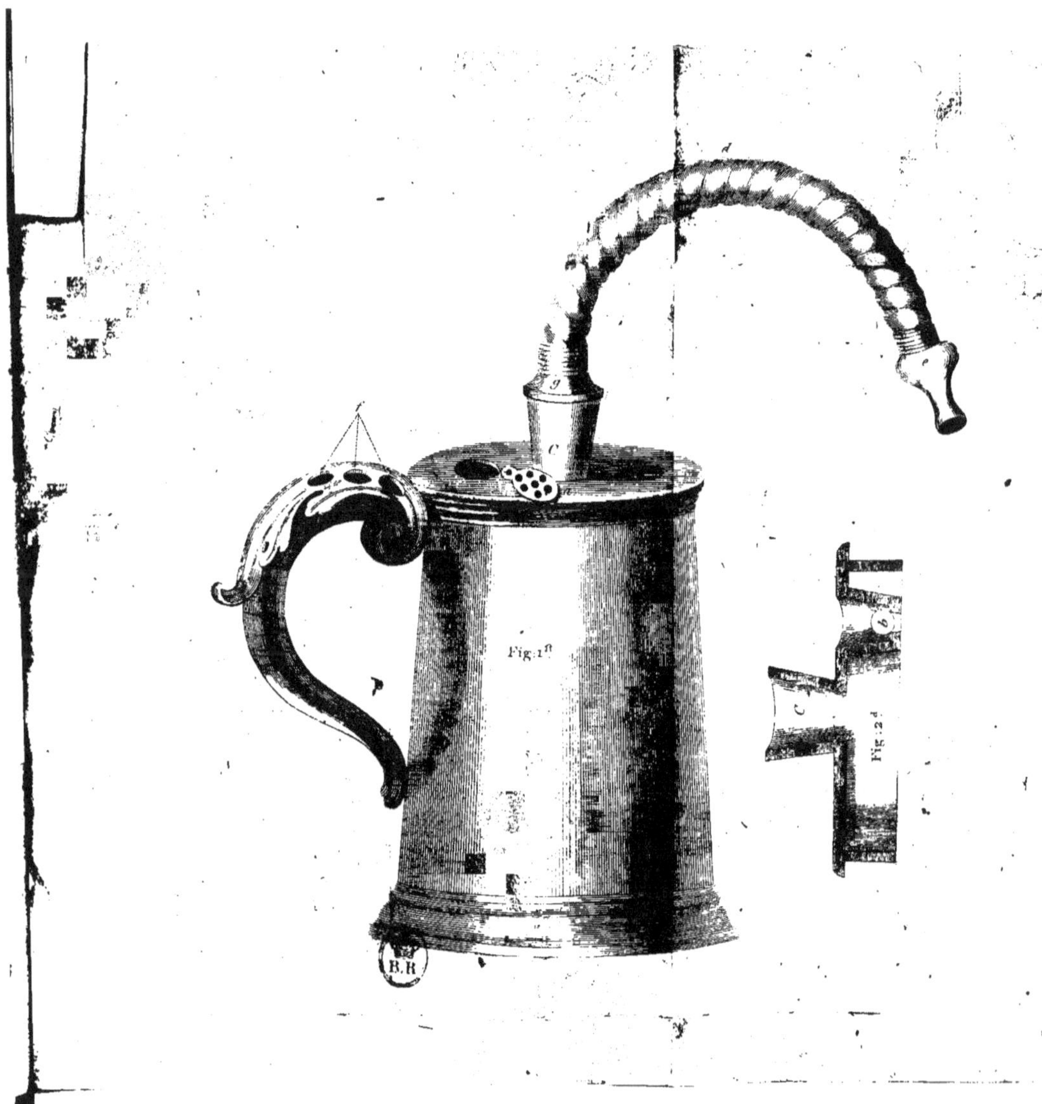

Fig. 1st
Fig. 2d
B.R

RECHERCHES

SUR

LA PULMONIE.

CHAPITRE PREMIER.

De l'Hémoptisie, ou du Crachement de sang.

Lorsque le sang, extravasé par quelque accident dans la substance cellulaire du poumon, est rejetté par l'effet de la toux, il en résulte une maladie qu'on nomme *Hémoptisie*, ou crachement de sang. Il est d'autant plus essentiel de chercher à approfondir la véritable cause de cette incommodité grave, & d'y remédier promptement, qu'outre les dangers du moment, elle devient infiniment à craindre dans ses conséquences,

A

puisqu'elle est généralement le prélude de la Consomption pulmonaire.

Les vaisseaux sanguins de l'organe du poumon sont non-seulement plus nombreux que ceux des autres parties du corps, proportionnellement à leur capacité respective, mais ils sont aussi plus sujets à la compression & à l'irritabilité. En considérant qu'ils s'étendent dans toute la surface interne des cavités bronchiales, & qu'ils sont simplement recouverts d'une tendre & faible membrane, nous pouvons naturellement les supposer plus exposés à se rompre que les autres vaisseaux du corps, qui sont bien moins susceptibles de pression, de mouvement & d'irritation.

Le sang peut s'extravaser dans les interstices du poumon, soit par la seule faiblesse naturelle aux parois des vaisseaux de ce viscère, ou par leur trop grande distension ; soit par le vice même du fluide sanguin, lorsque les parties qui le constituent se trouvent altérées à un certain degré.

Les deux premières caufes donnent lieu à la rupture des vaiffeaux ; & dans le troifième cas , le fang eft fi fort appauvri & dans un tel état de diffolution, qu'il s'échappe fans effort & tranfude de lui-même à travers les pores des tuniques vafculaires qui le contiennent , fans qu'il y ait pour cela ni rupture , ni folution de continuité dans les folides. Ce font ces diverfes circonftances qui conftituent la différence dans les efpèces d'Hémoptifies ; différence d'autant plus importante à diftinguer parfaitement, que chacune d'elles exige un traitement abfolument diffemblable. Au refte , ces efpèces peuvent fe divifer de la manière fuivante :

L'Hémoptifie accidentelle ;

La Diapédèfe ;

La Périodique ;

La Traumatique.

Les fymptomes (1) caractériftiques

---

(1) On donne en général, comme fymptomes précurfeurs de l'hémoptifie, un goût de fang qui fe fait

de l'Hémoptisie en général, font :
*genarum rubor ; moleftiæ aut doloris,
& aliquando caloris, in pectore fenfus ;
dyfpnœa, titillatio faucium ; tuffis aut
tuffícula, fanguinem floridum fæpe fpu-
mofum rejiciens* *.

On diftingue l'Hémoptifie de la
rupture des vaiffeaux de la gorge,
par la qualité du sang qui, dans
le premier cas, eft mouffeux & vermeil, & rejetté en grande quantité ;
au lieu que le fang produit par une

---

fentir à la bouche, la pefanteur de tête, des faignemens de nez, un fentiment de douleur & d'oppreffion
à la poitrine, la toux, &c. Mais un indice moins
équivoque, qui précède ordinairement la rupture des
vaiffeaux pulmonaires, principalement dans l'hémoptifie périodique, c'eft celui qui s'annonce par la vivacité étincelante des yeux, & par une certaine confufion dans l'organe de la vue, laquelle rend les objets
troubles & vacillans, tels à-peu-près que l'ivreffe
pourrait les faire paraître ; ce qui a probablement lieu
par l'effet d'une légère extenfion des vaiffeaux capillaires qui accompagnent le nerf optique dans fon
paffage à travers les trous orbitaires. Tous ces fignes
avant-coureurs, ne font nullement indifférens à obferver, fur-tout quand leur indice fe trouve fortifié
par l'état pléthorique du pouls, & par un concours
d'autres circonftances analogues.

　* Illuftr. Cullen, genera morbor. in nofolog. meth.
page 297.

hémorrhagie gutturale eſt d'une cou-·leur plus foncée ; il eſt plus coagulé, & infiniment moins abondant.

Quand c'eſt de l'eſtomac que le ſang provient, il ſort en plus grande abondance que s'il venait du poumon. Ce fluide eſt auſſi d'une teinte plus ſombre, il eſt plus grumeleux, & ſe trouve aſſez communément mélangé des matières de la digeſtion.

De l'Hémoptiſie accidentelle.

Cette eſpèce eſt toujours la ſuite d'une diſpoſition fortement pléthori-que, d'un accroiſſement contre nature dans l'action du ſyſtême artériel, ou de la viſcoſité du ſang. Les vaiſſeaux pulmonaires, ſoit par leur trop forte diſtenſion, ſoit par un effet de leur faibleſſe naturelle, ſont également diſpoſés à la rupture. C'eſt pourquoi il convient d'oppoſer à cet accident des ſaignées répétées, ſuivant les forces du malade ; un uſage abondant de ſels neutres & autres remèdes an-tiphlogiſtiques, aidés par des laxatifs quand les cas l'exigent. Ces moyens curatifs doivent, de plus, être favorisés par le repos du corps le plus parfait, & par le calme de l'esprit ; par une nourriture douce & légère, & par une abstinence totale de viandes. Le lait, le petit-lait, le lait de beurre, la décoction d'orge & les eaux minérales de Bristol (2) conviennent également dans la circonstance pour la boisson ordinaire du malade, qui d'ailleurs doit être prise entièrement froide.

---

(2) Parmi les sources minérales froides en France, qui ont de l'analogie avec celles de Bristol *, les eaux de Chateldon, département de l'Allier, à raison de leur qualité sédative, rafraîchissante, & légèrement tonique, doivent suppléer avantageusement ces premières. Je présume même, qu'attendu qu'elles sont, de plus, gaseuses & détersives, on pourrait les employer avec succès dans les degrés avancés de la pulmonie. Voyez, à cet égard, les exemples de guérison rapportés par feu M. Desbrest, Médecin, dans son Traité des eaux minérales de Chateldon, observations 23 & 24 ; imprimé à Londres en 1783.

* Les principes qui minéralisent les eaux de Bristol, sont : la terre calcaire, du sel alkali minéral, & un léger principe martial ; le tout dans une si faible proportion, qu'étant transportées, leur goût ne diffère en rien de celui de l'eau commune.

Le nitre, tant recommandé par le Dr. Dickſon * dans l'Hémoptiſie accidentelle, y produit effectivement du bien, comme j'ai ſouvent eu l'occaſion d'en faire l'expérience. La préparation ci - après eſt celle qu'on préfère, avec raiſon, dans cette ſorte de maladie.

℞ *De conſerve de Roſes rouges.* . ℥ iv.
De nitre purifié. . . . . . . ℥ ß.
Mêlez pour en former un électuaire. (3).

---

* Medical obſerv. vol. 4.

(3) Lorſqu'il n'exiſte point de diathèſe inflammatoire, l'addition de l'opium , dans une proportion convenable , ne peut qu'ajouter à l'effet avantageux de cette préparation. Voici , au ſurplus , trois autres formules de médicamens appropriés , que les praticiens de Londres n'emploient pas avec moins de ſuccès dans l'hémoptiſie en général.

℞ De blanc de baleine délayé dans un
jaune d'œuf. . . . . ℈ ß.
D'eau de fontaine. . . . . . ℈ j ß.
De ſel de nitre ou de ſoude acidulée,
depuis X grains, juſqu'à . . . . . ℈ j.

Mêlez le tout, pour être pris trois fois par jour à cette doſe.

On prendra quatre, six ou huit fois par jour, selon l'urgence des cas , gros comme une forte muscade de cet électuaire , après avoir fait précéder la saignée , si toutefois elle paraissait nécessaire. Le Médecin qui vient d'être cité , ajoute qu'on peut autant compter sur l'efficacité de ce remède, lorsqu'il est administré à propos , que sur la vertu du quinquina dans les maladies intermittentes.

De l'Hémoptisie diapédèse.

Celle-ci est absolument indépen-

Autre.

℞ De soude préparée. . . . . Ɔ j.
De suc de limon récent.. . . . . ℥ ß.
D'eau de fontaine. . . . . ℥ jß.
De sel de nitre.. . . . . Ɔ j.
De mucilage de gomme arabique. . ℨ ij.

Mêlez pour être pris en une seule fois.

Autre.

℞ D'infusion de roses. . . . . ℥ vj.
De mucilage de gomme arabique. . ℥ ß.
D'éther nitreux. . . . . ℨ iij.
De syrop simple. . . . . ℨ ij.

Prenez de cette mixtion trois cuillerées à bouche, toutes les trois heures.

dante de la rupture des vaisseaux sanguins, mais elle provient d'un sang appauvri qui transude à travers leurs pores relâchés ; ce qui est une suite évidente de la dissolution des principes de ce fluide, ou d'une dilatation contre nature du tissu fibreux & de l'orifice même des vaisseaux. Dans le premier cas, les globules du sang sont divisés & tenus au point de pouvoir s'échapper par la contexture des tuniques qui environnent ce liquide, & qui seraient impénétrables dans l'état naturel. On voit beaucoup d'exemples de cette transudation dans les maladies de nature putride. Dans le second cas, les pores eux-mêmes sont tellement dilatés par l'incohérence des fibres vasculeuses, qu'ils ne peuvent s'opposer au passage des fluides plus grossiers que l'état de santé ne doit les admettre. Les personnes d'une constitution faible, & celles dont le sang est infecté d'une acrimonie scrophuleuse, sont particulièrement exposées à cette sorte d'Hémoptisie, qui d'ailleurs est souvent accompagnée d'érosion dans la substance même des vaisseaux.

Les moyens de curation que cette espèce requiert, doivent être choisis parmi les remèdes qui ont le pouvoir d'augmenter le ton des solides, & de fortifier les parties cohésives du fluide sanguin. C'est sous ce point de vue qu'on doit user largement des acides minéraux, du quinquina uni à des astringens modérés, ainsi que des remèdes rafraîchissans & de nature sédative. La grande débilité des solides s'oppose à l'emploi de tout ce qui pourrait tendre à affaiblir le malade : c'est pourquoi la saignée, si nécessaire dans les autres sortes d'Hémoptisie, ne peut être hasardée sans réflexion, & encore moins réitérée dans celle-ci. Cette observation doit également s'étendre à l'usage du nitre, dont l'effet est d'affaiblir étonnamment le systême. Ainsi, ce médicament, si efficace dans les

Hémoptifies dépendantes de la pléthore ou d'autres caufes analogues, doit foigneufement être évité dans l'Hémoptifie diapédèfe.

Il fe rencontre quelquefois dans cette maladie des cas où l'effufion du fang eft affez confidérable pour alarmer le praticien, fur-tout lorfque la faibleffe du malade interdit l'ufage de la faignée. On doit alors fe borner à diminuer la quantité du fang accumulée au centre, en prefcrivant des remèdes qui aient le pouvoir de relâcher les vaiffeaux des extrémités, tels que l'ipécacuanha, le tartre émétique, &c. en obfervant néanmoins d'employer ces vomitifs à de fi petites dofes, qu'ils ne puiffent qu'exciter des naufées fans produire aucune évacuation immédiate.

De l'Hémoptifie périodique.

Cette forte d'Hémoptifie eft ordinairement due à la fuppreffion de quelque évacuation fanguine, principalement du flux menftruel &

hémorrhoïdal. Elle exige impérative-
ment la saignée, dans l'intention de
diminuer la plénitude des vaiſſeaux ;
mais on ne pourra jamais ſe flatter
d'obtenir une guériſon radicale, ſi
l'on ne rappelle auparavant les évacuations ſupprimées.

De l'Hémoptiſie traumatique.

Cette eſpèce, ainſi que ſa dénomination l'annonce, eſt la ſuite de quelque bleſſure interne, ou de contu-
ſions à la poitrine. La cure de cette
maladie exige des ſaignées répétées,
& l'emploi des mêmes moyens que
ceux indiqués pour la guériſon de
l'Hémoptiſie accidentelle.

Si, après les avoir mis en uſage,
on apperçoit une diminution ſenſible
dans la toux, & que les matières expectorées ſoient moins ſanguinolentes;
ſi la douleur, l'oppreſſion & la difficulté de reſpirer ceſſent; ſi le pouls,
en un mot, ſemble revenir à ſon état
naturel, on peut alors concevoir

d'heureuſes eſpérances ſur le retour prochain de la ſanté du malade.

Au contraire, l'abſence de ces ſymp-tomes favorables rend le pronoſtic de la maladie infiniment douteux ; car alors on n'a que trop de raiſons de ſuſpecter quelque extravaſation de ſang qui, par ſon ſéjour dans les interſtices cellulaires du poumon, donne lieu à la Conſomption pulmonaire ulcé-reuſe & à ſes triſtes conſéquences.

Lorſque le ſang, extravaſé par ſuite de la rupture d'un vaiſſeau, n'eſt point expectoré par le crachement, ou qu'il ne rentre pas dans le courant de la cir-culation par l'effet de l'abſorption, il en réſulte, pour l'ordinaire, des ac-cidens funeſtes. Ce fluide, contrac-tant bientôt une qualité putride, cauſe des éroſions aux vaiſſeaux ad-jacens ; l'inflammation ſurvient, & par ſuite naturelle, la ſuppuration s'établit.

La ſuppuration qui eſt le réſultat d'une ecchymoſe, eſt toujours défavo-rable. Dans un pareil état, les glo-bules du ſang ne ſe convertiſſent ja-

mais en pus véritable ; mais ils con-
tractent une qualité particulière d'a-
crimonie qui produit des excoriations,
des ulcères fanieux, une atonie ex-
ceffive dans le fyftême, la gangrène
& la mort.

Le fluide fanguin étant extravafé
& entièrement privé du contact de
l'air ambiant, fe réabforbe de nouveau en très-peu de temps, fans qu'il
en réfulte de préjudice fubféquent,
ainfi qu'on peut le remarquer après
une violente meurtriffure & dans le
fcorbut putride ; mais le fang épanché dans les cavités du poumon
tourne bientôt à la putrefcence, attendu fa communication immédiate
avec l'air extérieur pendant le mouvement néceffaire à la refpiration.

Au furplus, l'inflammation & la
fuppuration font toujours accompagnées de la fièvre hectique, & conftituent la maladie appellée *Confomption
pulmonaire*, de laquelle il va être queftion dans le chapitre qui fuit.

CHAPITRE II.

De la Consomption pulmonaire en général.

LORSQUE le corps est graduellement amaigri par une fièvre lente, qui
est la suite de l'inflammation à quelque
partie du poumon, ou l'effet de l'absorption d'une matière purulente dans
la masse générale des humeurs, on
est alors atteint de la maladie appellée
Consomption, autrement Phthisie pulmonaire.

Beaucoup de personnes prétendent
que cette maladie est contagieuse ;
mais les observations que nous a four-
nies notre pratique journalière, semblent nous autoriser à assurer que la
Consomption pulmonaire n'est susceptible de contagion, qu'autant que la
matière expectorée est d'une qualité
foncièrement putride.

Cependant, la Confomption pulmonaire eft tellement commune en Angleterre, qu'elle a donné lieu aux étrangers de croire qu'elle y était endémique. Cette affection a d'ailleurs des fuites fi funeftes dans ce climat, que bien des gens la regardent à-peu-près comme incurable. Telle eft auffi la nature de ce mal cruel, qu'il s'attache plus fpécialement aux jeunes perfonnes vives & enjouées, & dont les difpofitions aimables femblent promettre le bonheur & la confolation à leurs familles & à leurs amis.

Toutes ces confidérations m'ont porté à donner un degré particulier d'attention à cette maladie, foit fur des fujets vivans, foit fur le cadavre ; & comme la diffection feule démontre à l'œil l'état exact des parties affectées, fur lequel on ne peut que hafarder des conjectures pendant la vie du malade, j'ai cru devoir faire fervir au but de mes recherches ce moyen précieux, chaque fois que l'occafion s'en eft préfentée. Auffi j'ofe me

perfuader

perſuader que mes ſoins n'auront pas été tout-à-fait ſans ſuccès.

Cauſes naturelles qui diſpoſent à la Conſomption pulmonaire.

1°. Une faibleſſe conſtitutionnelle, ou une trop grande irritabilité dans le ſyſtême vaſculaire. On reconnaît cette diſpoſition morbifique, à une belle & délicate complexion : la peau, dans ce cas, eſt ſi fine & tellement tranſparente, que les veines paraiſſent à travers ſon tiſſu d'un bleu ſombre & d'une forme parfaitement déterminée.

2°. Une ſtructure particulière du corps, qui favoriſe naturellement la détermination du ſang au poumon ; une ſtature mince, un cou alongé, les épaules élevées, & beaucoup de délicateſſe dans l'habitude générale du corps (4).

---

(4) Pluſieurs regardent auſſi, comme indices avant-coureurs de la Phthiſie pulmonaire, la blancheur lai-teuſe & une certaine tranſparence qui, dans ce cas, ſont particulières aux dents ; des fluxions habituelles

B

3°. Une extrême sensibilité dans le systême nerveux ; ce qui fait que cette maladie attaque principalement les jeunes gens, sur-tout ceux qui annoncent des dispositions actives, & chez lesquels se développe une capacité très-précoce.

Causes accidentelles.

Tout ce qui est capable de déterminer le cours d'une trop grande quantité de sang au poumon, de causer une violente distension aux vais-

---

aux gencives, une appétence bizarre, & des saignemens de nez fréquens. Le docteur Darwing, habile médecin Anglais, prétend aussi que dans les sujets disposés à cette maladie, l'ouverture de l'iris est évidemment plus large que de coutume ; ce qu'il attribue à un défaut d'irritabilité suffisante dans l'organe de la vue, & peut-être à une suite naturelle de l'atonie du systême en général. Enfin, l'on a remarqué que la protubérance de la dernière vertèbre du cou, ainsi que la saillie très-prononcée de l'os sacrum, étaient quelquefois l'annonce éloignée, mais trop souvent infaillible, de cette funeste maladie. Quant aux âges spécialement soumis à son influence, on a observé qu'en général le temps de la puberté & le terme de 28 & 36 ans, formaient des époques où le virus tabifique se développait plus ordinairement.

feaux de cet organe, & d'y occafionner une pléthore partielle, devient
caufe accidentelle de la Confomption
pulmonaire. On peut compter au
nombre de ces caufes : 1°. l'inflammation du poumon & des parties
adjacentes, qui donne lieu à des
abcès ou à des ulcérations, dont la
fièvre hectique & la mort font les
triftes conféquences.

2°. Le catarrhe, ou ce qui eft communément appellé rhume, réfultant
d'une fluxion contre nature de *mucus*,
qui fe porte fur les glandes du larynx & des bronches. Cette affection
peut amener la Confomption par la
quantité d'humeur qu'elle fait refluer
fur le poumon ; il en réfulte pour
lors une toux opiniâtre, & par fuite
l'irritation & l'inflammation des parties. Cependant, à moins qu'il ne
s'agiffe d'une très-mauvaife conftitution, le catarrhe produit rarement la
Phthifie pulmonaire.

3°. Tout ce qui eft fufceptible
d'augmenter l'affluence du fluide fan-

guin dans les vaiſſeaux pulmonaires, comme, par exemple, un exercice violent, le chant, la déclamation, l'abus de ſe ſerrer le corps avec des liens (5), la ſuppreſſion de quelque évacuation accoutumée, la gêne dans la reſpiration, les obſtructions, les douleurs violentes aux parties du corps qui avoiſinent le poumon; enfin, l'irritation de ce viſcère.

Il eſt peu de perſonnes qui n'aient obſervé l'effet d'un exercice violent ſur les organes de la reſpiration, en montant une colline rapide & eſcarpée. Le ſentiment d'oppreſſion qui en

---

(5) Il y a déjà long-temps qu'on a reconnu, en France, le dangereux abus des corps baleinés, & leur uſage y eſt à-peu-près proſcrit. Mais. en Angleterre, la raiſon n'a point encore étendu ſon empire ſur un objet de réforme auſſi eſſentiel à l'humanité : chaque Angloiſe, de quelque âge & condition qu'elle ſoit, ne ſe croirait pas habillée ſi elle n'était enchâſſée dans un de ces inſtrumens meurtriers, flanqué de baleines, & étroitement ſerré par un lacet. D'après cet abus, réuni aux inconvéniens du climat & à l'uſage immodéré du thé, peut-on s'étonner de voir la Conſomption pulmonaire auſſi commune qu'elle l'eſt en Angleterre, principalement parmi le ſexe ?

résulte, & l'anxiété qu'on éprouve à la poitrine, proviennent évidemment de la difficulté avec laquelle la quantité du sang accumulé est reçue dans les vaisseaux pulmonaires, & ensuite renvoyée par l'action systaltique du cœur.

Des contractions plus fréquentes sont le moyen dont cet organe vital se sert pour surmonter l'obstacle qui l'opprime; par une suite nécessaire, la vîtesse du pouls s'accélère en proportion de l'effort; & nous sommes obligés, par instinct, de respirer plus fréquemment que dans l'état de repos, à l'effet de prévenir une suffocation subite. L'action de respirer, en poussant le sang à travers le poumon, dans la même proportion qu'il est porté dans l'artère pulmonaire par la contraction du cœur, prévient, par le méchanisme de cet équilibre, une stagnation qui causerait infailliblement la mort. Au reste, on doit sentir que l'exposition subite du corps à l'impression du froid dans de telles circonstances, pourrait avoir les suites les plus fâcheuses.

Si l'on considère que la voix est en partie formée pour l'expulsion de l'air contenu dans les poumons, il est aisé de concevoir le danger qui peut résulter de tout effort extraordinaire de la part de cet organe ; tels que la déclamation à haute voix, le chant monté sur des cordes trop aiguës, ou des tons trop long-temps prolongés : dans ces cas, la rougeur & le gonflement du visage, les yeux infiltrés de sang, l'accroissement du diamètre des veines du front & du cou ; tout annonce assez un amas contre nature de sang aux environs du ventricule droit du cœur, qui menace d'une suffocation prochaine, ou bien de la rupture de quelque vaisseau sanguin.

L'usage pernicieux de se serrer le corps avec des bandes ou des corsets, en s'opposant à la libre circulation du sang dans les vaisseaux cutanés, occasionne nécessairement une congestion du fluide vital aux environs du cœur ; il donne également naissance à l'hémoptisie, à l'inflammation, & à beaucoup d'accidens étrangers à notre sujet. C'est ce qui me détermine particulièrement à engager le sexe à braver enfin le funeste & barbare préjugé qui le porte à se serrer le corps pour l'embellissement de sa taille. Ma sensibilité n'a eu que trop d'occasions de s'affecter en voyant beaucoup de Consomptions pulmonaires qui n'étaient que le malheureux résultat d'un pareil abus !

La suppression des évacuations sanguines périodiques, comme des règles, du flux hémorrhoïdal, du saignement de nez habituel, & la trop brusque interruption de l'usage des saignées (6), ont aussi produit le germe de la Consomption pulmonaire.

---

(6) Cette cause de la pulmonie doit être des plus rares dans les isles Britanniques : car on peut dire, en l'honneur de l'art, qu'on y a réduit l'emploi de la saignée aux bornes étroites qui lui conviennent, sur-tout dans les climats du nord.

Toutes ces caufes concourent à augmenter la plénitude des vaiffeaux, laquelle occafionne naturellement une rupture dans ceux qui fe trouvent les plus faibles. Si cet accident a lieu dans les vaiffeaux du poumon, il en réfulte pour lors la Confomption pulmonaire avec toutes fes conféquences.

L'amputation d'un membre peut auffi produire le même défordre. Cette opération, en détruifant une grande partie de vaiffeaux importans, doit néceffairement caufer de la diftenfion à ceux qui reftent, à raifon de l'abondance du fluide qui y reflue naturellement.

De violentes douleurs dans les parties du corps voifines du poumon, en gênant la liberté de la refpiration, peuvent, de même, occafionner une ftafe du fang dans les vaiffeaux pulmonaires, & y caufer une rupture. J'en ai vu un exemple remarquable chez une femme qui avoit fouffert des douleurs atroces produites par le paffage de différens calculs biliaires dans le ca-

nal cholédoque. Les douleurs augmentaient tellement par l'effet de
l'inspiration, qu'il était impossible à
la malade d'attirer une quantité d'air
assez suffisante pour dilater les lobes
du poumon. Il en résulta une telle
distension dans les vaisseaux de ce viscère, qu'elle se termina par la rupture. Cette femme mourut en très-
peu de temps, après avoir vomi une
grande quantité de sang.

Les tumeurs squirrheuses, ou les
abcès non encore ouverts; les tubercules, ou l'engorgement des glandes
lymphatiques, (suite ordinaire d'une
disposition scrophuleuse) deviennent
également le germe de la Consomption ; en gênant la libre expansion du
poumon ; en embarrassant le passage
du sang à travers quelque gros vaisseau ; ou enfin en rendant inutile une
portion des cellules bronchiales ;
d'où il peut résulter l'inflammation,
la rupture, &c.

Finalement, on peut ajouter à
ces principes de Consomption pul-

monaire, des concrétions pierreuses qui se forment quelquefois dans le parenchyme même du poumon ; l'adhérence totale ou de quelque portion de ce viscère à la plèvre, la rougeole & la coqueluche.

Les adhérences doivent nécessairement faire naître des effets funestes, en empêchant la dilatation complète des lobes pulmonaires. Cette vérité, quoique contestée par plusieurs Auteurs, n'en existe pas moins ; & quand même ma propre pratique ne m'en eut pas fourni l'exemple effrayant qui fait l'objet de l'observation suivante, je n'en penserais pas moins à cet égard comme le savant Boerhaave, qui probablement n'aurait pas adopté cette opinion, sans y être autorisé par des raisons justes & fondées. Un jeune homme qui, depuis environ deux ans, était sujet à avoir la respiration courte, devint graduellement enflé & cachectique. Il fut ensuite subitement saisi d'une extrême difficulté de respirer ; son visage parut prodigieusement rouge & gonflé ; les veines du cou & du front semblaient prêtes à crever ; il rendait de l'écume par la bouche avec grand bruit ; ses yeux étaient de couleur de sang, & sortaient de leur orbite d'une manière à effrayer ; son pouls était intermittent à un degré étonnant. En un mot, sous tous les aspects, ce malheureux jeune homme offrait l'apparence d'une personne dans un état de véritable étranglement.

Il éprouva, dans l'espace de huit heures, trois de ces accès, chacun desquels se termina par une abondante hémorrhagie du poumon, qui alla à plusieurs livres de sang. Ce jeune homme, finalement, expira dans les horreurs du dernier paroxisme.

A l'ouverture du cadavre, que je fis avec tout le soin possible, le poumon fut trouvé entièrement adhérent à la plèvre. Chaque autre déviation de l'état naturel parut être une suite incontestable de cette adhésion; savoir, la difposition cacheĉtique du fujet, l'accroiffement de volume du cœur & l'extenfion des vaiffeaux fanguins de cet organe, les fymptomes apopleĉtiques, la rupture & l'hémorrhagie.

Quelques perfonnes ajoutent, de plus, à ces caufes accidentelles, la préfence des vers dans les inteftins des enfans; mais il me paraît difficile de faifir la jufteffe d'une pareille fuppofition. Il eft poffible que des enfans meurent d'une véritable Phthifie pulmonaire, & qu'ils aient rendu des vers pendant le cours de la maladie. Comme peu d'enfans, même ceux qui jouiffent de la meilleure fanté, ne font pas exempts de l'affeĉtion vermineufe, il ne s'enfuit pas de là que les vers foient une caufe immédiate de la Confomption. On pourrait prouver l'erreur de cette opinion par l'autorité de plufieurs citations; mais il fuffira d'en rapporter une feule. Une très-jeune perfonne d'une complexion fort délicate fut attaquée, à fa neuvième année, d'une vive inflammation au poumon, qui dégénéra bientôt en Confomption. Cette enfant devint pâle, faible & maigre ; elle éprouvait fréquemment un point de côté, une toux continuelle, un crachement de matières purulentes & des fueurs noƈturnes. Son pouls était exceffivement vîte & irrégulier. Son état ayant été attribué à la préfence des vers, elle fut traitée en conféquence. On ne peut difconvenir qu'une infpeƈtion légère des déjeƈtions de la malade, dans lefquelles on appercevait des filamens blanchâtres reffemblant à des vers, paraiffait confirmer ce diagnoftic trompeur. Mais après un examen approfondi de ces apparences vermiculaires, fufpendues & détrempées dans de l'eau, je déclarai affirmativement que ces matières n'étaient purement que des fubftances ramifiées, blanches, vifqueufes, & nullement organifées. Dans le fait, ces pellicules blanchâtres avaient été formées par une exfudation muqueuſe dans les cavités de l'artère enflammée du poumon, & à meſure qu'elles étaient rejettées de la trachée dans le goſier, elles étaient avalées par la jeune malade ; & ce avec d'autant plus de probabilité, que les enfans négligent aſſez généralement de cracher après la toux.

De pareilles mépriſes deviennent d'autant plus malheureuſes, que les remèdes anthelmintiques ſont, par leur qualité chaude & irritante, contraires & pernicieux dans toute diathèſe inflammatoire ; & qu'en même temps le traitement propre à la maladie exiſtante, la Conſomption pulmonaire, ſe trouve négligé au grand détriment du malade.

L'examen attentif des cauſes accidentelles de la Conſomption, démontre donc combien il eſt néceſſaire de s'attacher, par tous les moyens poſſibles, à détruire la moindre irritation ou la plus légère inflammation qui peuvent ſe manifeſter au poumon. Il eſt malheureuſement des cas où toutes les puissances combinées de l’art sont insuffisantes. Il est d’autres circonstances dans lesquelles les symptomes sont tellement équivoques, qu’ils justifieront, j’espère, la précaution que je prends d’indiquer l’état ordinaire du pouls dans le cas d’inflammation à cet organe.

Il est de la plus grande importance d’observer qu’un pouls vif & faible est presque toujours accessoire à la péripneumonie ou à l’inflammation des poumons ; symptome d’autant plus remarquable, que la maladie est plus violente ; ce qui doit rassurer le praticien sur les craintes qu’il pourrait avoir d’employer alors la saignée.

Une attention réfléchie sur la nature de la maladie & des fonctions des parties affectées, nous apprendra qu’un pouls vif & petit accompagne toute inflammation considérable au poumon. Le stimulus violent qui agit sur les artères enflammées, la constriction des vaisseaux capillaires qui en est une suite, repoussent une quantité

furnaturelle de fang dans les vaiffeaux
qui avoifinent le cœur, & y occafion-
nent quelquefois une diftenfion capable d'opérer une funefte ftagnation.
Cela eft évident, d'après la contenance même du malade, qui, dans
cet état, paraît prefque étouffé, &
qui fe trouve effectivement dans un
imminent & double danger ; de fuffocation, par l'action opprimée du
cœur ; & d'apoplexie, par la violente
dilatation des vaiffeaux fanguins du
cerveau.

Pour prévenir la fuffocation, le
cœur eft obligé de redoubler fes contractions : de - là provient la vîteffe
accélérée du pouls. Cet organe & le
fyftême vafculaire font dans un état
d'irritabilité, augmenté par l'agace-
ment des folides fenfibles qui environnent la partie léfée ; ce qui la rend
encore plus fufceptible d'irritation :
il s'enfuit que le cœur eft forcé de
fe contracter avant que fes ventricules
foient affez remplis pour pouvoir donner la plénitude néceffaire aux pulfations

tions artérielles ; & le résultat naturel de cette légère extension dans le diamètre de l'artère, doit physiquement être la petitesse du pouls.

D'après ces développemens, on conçoit aisément pourquoi le pouls très-vîte & petit annonce une violente inflammation au poumon (7),

---

(7) Sans vouloir atténuer le mérite de cette définition, je proposerai, seulement comme un doute, la question de savoir s'il ne serait pas possible que l'affection spasmodique du système nerveux, d'ailleurs très-souvent compliquée, comme on le fait, avec la pulmonie, concourut à produire, dans la fibre vasculaire, l'accroissement de ton & les désordres accessoires que l'Auteur semble entièrement attribuer à la pléthore. Personne n'ignore que dans la plupart des maladies nerveuses le pouls est serré, vif, souvent dur, quelquefois concentré, petit, presque toujours fréquent & irrégulier, mais jamais critique. Bordeu, si je ne me trompe, l'appelle *pouls d'irritation compliqué* ; & ce savant observateur dit, avec raison, que cette espèce de pouls se rencontre dans beaucoup de maladies chroniques, spécialement dans celles où il existe des suppurations internes, des tumeurs ; dans tous les cas, en un mot, où il y a atonie dans les organes secrétoires, & un grand délabrement dans les viscères. D'après cela, ne pourrait-on pas présumer que l'Auteur de ces Recherches a peut-être trop généralisé son opinion, relativement aux causes exclusives qu'il donne de la vîtesse & de la petitesse du pouls dans la Phthisie pulmonaire ?

C

ce qui, bien loin d'être un signe de faiblesse générale, prouve, au contraire, que le syſtême vaſculaire eſt fortement comprimé par la quantité du fluide en circulation. Ainſi, au lieu d'adminiſtrer des cordiaux pour réparer la faibleſſe apparente, on doit ſentir la néceſſité de ſuivre une route toute oppoſée. La vie du malade dépend alors de ſaignées copieuſes qui, en rétabliſſant l'équilibre dans la circulation, & rendant le mouvement aux globules du ſang accumulés & ſtagnans, puiſſent prévenir l'action trop précipitée du cœur, & arracher, par ce moyen, le patient des portes du tombeau. J'ai cru devoir méditer profondément le ſujet de ces obſervations, d'après le ſoupçon, peut-être trop fondé, que bien des malades avaient été victimes d'une attention trop ſuperficielle de la part du médecin, à approfondir l'équivoque que préſente l'état du pouls dans une telle circonſtance.

CHAPITRE III.

Symptomes de la Confomption pulmonaire.

Nous allons expofer ici le tableau général des divers fymptcmes de cette maladie ; & ceux qui caractérifent particulièrement chaque efpèce, feront placés fuivant l'ordre qui leur convient.

On reconnaît la Confomption naiffante, à une toux importune, & le plus fouvent sèche. Quelquefois le malade rejette un mucus écumeux à la fuite des efforts de la toux, qui eft ordinairement accompagnée d'oppreffion à la poitrine & d'une difficulté de refpirer, fur-tout après quelque mouvement plus violent qu'à l'ordinaire. Il éprouve en outre des douleurs lancinantes dans le dos ou dans la poitrine, une chaleur incom-

mode à la paume des mains ainfi
qu'à la plante des pieds, & une féchereffe ardente à la peau, la furface
de laquelle préfente fouvent des af-
pérités, ou une apparence dartreufe.
Ses joues font teintes d'un rouge très-
prononcé, principalement à la fuite
des repas. Ces fymptomes font d'ailleurs accompagnés d'une fièvre lente
avec des redoublemens fur le foir,
qui en général font fi peu fenfibles,
que le malade s'en apperçoit à peine;
mais la marche du pouls eft toujours
confidérablement au - deffus de ce
qu'elle doit être dans l'état naturel.
Cependant l'appétit eft fouvent très-
peu dérangé, & le patient n'eft pas
abfolument altéré. Sa langue eft blanchâtre, fur-tout le matin. Il devient,
peu à peu, maigre & débile, & fes
facultés morales, ainfi que fa vi-
gueur, s'altèrent graduellement.

A mefure que la maladie fait des
progrès, tous les fymptomes aug-
mentent d'intenfité, & deviennent
de plus en plus fâcheux. A la conti-

nuité de la toux se joint une disposition habituelle de vomir après le
manger. La voix devient rauque,
creuse & très-altérée. L'anxiété s'accroît, & le malade se sent accablé
par un sentiment de pesanteur dans
tout le département de la poitrine.
La respiration devient plus vive &
plus laborieuse ; le pouls acquiert de
la dureté, spécialement vers le soir,
& il augmente de vîtesse, au point
que les pulsations vont à-peu-près à
cent par minute. La peau est alors
infiniment aride & brûlante, sur-tout
aux extrémités ; & sa superficie offre
des traces farineuses, comme à la
suite de la rougeole ou de quelque
fièvre éruptive. L'appétit se perd, la
soif devient inquiétante, & une in-
somnie constante vient aggraver tous
les accidens. Sur le matin, il se manifeste de la sueur avec rémission des
symptomes fébriles. Les crachats,
plus ou moins copieux, sont souvent
jaunes, écumeux, mêlés de sang,
d'un goût tantôt douceâtre, tantôt

falé, & fouvent d'une nature âcre & purulente. Quelquefois il fe trouve, dans les matières expectorées, des branches ramifiées, qui ont quelque reffemblance avec des portions d'artère bronchiale.

La nature, impuiffante pour fupporter plus long-temps le poids de tant de graves fouffrances, fe détruit progreffivement : un relâchement général a lieu dans toute l'habitude ; l'expectoration diminue ; une fueur colliquative paraît au front & fur la partie antérieure de la poitrine ; les joues font d'un rouge cramoifi, tandis que la peau des autres parties du vifage refte pâle & inanimée ; les yeux s'enfoncent dans leur orbite, & s'éteignent par degrés ; les ongles fe recourbent, & les poils du corps tombent naturellement ; les jambes, ainfi que les articulations, enflent confidérablement, quoique tout le refte du corps foit entièrement émacié. Enfin, une mort tranquille, & le plus fouvent inattendue par le malade (8), vient le délivrer du fardeau de la vie.

On doit bien penfer que tous les divers fymptomes dont nous venons de faire l'énumération fe réuniffent rarement chez le même fujet, d'autant qu'ils peuvent varier fuivant le caractère & les circonftances de la maladie. Ils indiquent, au furplus, dans tous les cas, un état inflammatoire ou purulent du poumon.

Nous avons déja obfervé que certaines Confomptions étaient uniquement l'effet de l'inflammation, ou d'un accroiffement, contre nature, dans l'action des vaiffeaux pulmonaires, fans qu'il y ait cependant rupture des folides dans la partie affectée.

---

(8) Ce que dit le docteur White à ce fujet eft tellement vrai, qu'on ferait porté à croire que, par une compenfation digne de la nature bienfaifante, l'efprit du malade fe trouve prémuni contre tous les fentimens de terreur & de découragement qui l'environnent pour l'ordinaire, dans cet état. Ce qu'il y a de certain, c'eft qu'il n'exifte point de maladies dans lefquelles on conferve autant l'efpoir de guérir que dans celle qui fait l'objet de cet ouvrage.

Il en est d'autres qui, dès le principe de l'affection, sont la suite
d'un état ulcéreux. Les premières
espèces se terminent généralement
par l'ulcération ; les autres sont, pour
l'ordinaire, une suite directe de l'Hémoptisie.

Nous inférerons de ce qui vient
d'être dit, que les symptomes d'une
Consomption naissante annoncent toujours que quelque partie du poumon
est affectée plus ou moins d'un état
inflammatoire, qui donne lieu ou à
la suppuration, ou à la gangrène, ou
au squirrhe, si l'on n'est pas assez
heureux pour prévenir ces résultats
fâcheux. Le danger de la suppuration
est relatif au séjour des matières purulentes dans la substance du poumon,
qui produit la Consomption ulcéreuse.
La gangrène est encore plus funeste,
puisqu'elle amène une mort aussi
prompte qu'elle est infaillible.

Lorsque l'inflammation dégénère en
squirrhe, le cas est plus ou moins
périlleux, suivant l'espace occupé par

les duretés fquirrheufes ; car il faut remarquer que toute portion du poumon réduite à cet état, ceffe d'être utile à l'économie animale. Au refte, la diffection nous a appris qu'on pouvait vivre pendant des années entières avec des fquirrhes au poumon, lorfque les concrétions de cette nature étaient en petit nombre & d'un volume médiocre.

La toux qui accompagne la Confomption dans fon développement, provient d'une fluxion aiguë fur les membranes muqueufes qui tapiffent la trachée, ou d'une légère inflammation dans quelque partie du poumon ; d'où il réfulte un ftimulus qui excite & entretient la toux ; unique moyen que la nature ait à employer pour l'évacuation d'une matière qui, autrement, deviendrait infiniment offenfive par fon féjour.

Nous obferverons auffi que dans certains rhumes, quoique l'irritation réfide au poumon même, on éprouve cependant un chatouillement aux environs de la partie supérieure de la trachée ; cette circonstance se rencontre seulement dans les cas où l'irritation n'est pas assez violente pour procurer une douleur locale après la toux, attendu que les sens étant incapables d'éprouver à la fois deux impressions, la plus forte fait naturellement oublier la moindre. Ce qui nous porte souvent à imaginer faussement que la cause du mal a réellement son siège dans la partie qui nous paraît la plus affectée. C'est ainsi qu'une pierre dans la vessie cause, par fois, de la douleur près de l'extrémité du gland, tandis que la vessie elle-même est exempte de souffrances. Il en est de même d'une cause d'irritation dans les intestins grêles, qui souvent se fait sentir sympathiquement à l'extrémité du rectum, malgré l'éloignement de ce point au siège morbifique. D'après cela, ne nous hâtons donc pas de prononcer que le poumon soit hors de danger dans les cas de toux violente, quoiqu'il ne se manifeſte aucun ſentiment de douleur à cet organe.

Si la matière expectorée eſt claire & écumeuſe, on doit l'attribuer à la violence de la toux, qui ne permet pas aux fluides deſtinés à humecter la ſurface interne de la trachée, de devenir plus épais par le ſéjour, ni de ſe condenſer par l'abſorption des parties les plus ténues.

Nous avons déja fait remarquer que le ſentiment d'oppreſſion à la poitrine était une ſuite de la plénitude des vaiſſeaux pulmonaires, & par conſéquent de leur trop forte diſtenſion. On doit rapporter à la même cauſe une reſpiration vive & laborieuſe, qui annonce que la nature réunit toutes ſes puiſſances pour prévenir une ſtagnation mortelle.

Les divers ſymptomes de la Conſomption naiſſante, dont nous venons de tracer le tableau, prouvent que cette maladie eſt vraiment inflammatoire. Chacun d'eux, ſauf quelques cas particuliers, dérive de cette ſource, &

la méthode curative doit nécessairement s'y rapporter.

Mais le mal, dans ses degrés avancés, prend un caractère bien différent : de l'inflammation qui précède, il résulte une maladie de nature putride, qui exige un traitement entièrement opposé à celui du premier état. Eh ! disons-le à regret, quelque habile que soit le Médecin, il est rarement dans le cas de combattre, avec succès, un ennemi aussi redoutable.

Au surplus, l'inflammation du poumon se termine, soit par la résolution, la suppuration, la gangrène, ou le squirrhe.

Lorsqu'en conséquence d'un traitement approprié, & d'ailleurs étayé de la bonne constitution du sujet, la maladie tourne à la résolution, elle se termine alors sans orage, & ne laisse après elle aucune mauvaise suite. C'est pourquoi ce but essentiel devrait constamment fixer l'attention du praticien.

Si la violence du mal s'opposait à la résolution, on doit s'attendre à la suppuration. Le sang, accumulé dans les parties enflammées, fermente & devient tellement acrimonieux, qu'il corrode & dissout les solides adjacens. C'est ainsi que se forment les abcès ou les amas de matières, dont l'absorption donne lieu à la fièvre hectique, à raison du *stimulus*, & de la qualité septique de l'humeur qui se communique à la masse générale des fluides: Du reste, la suppuration constitue la Consomption ulcéreuse, & ce résultat de la maladie n'est rien moins que favorable.

Il ne sera pas déplacé d'observer ici que l'humeur de cette suppuration est une sorte de pus ou de matière très-différente de celle qui découle d'abcès résultans d'une inflammation locale. Celle-ci est un fluide épais, homogène, & semblable à de la crême, qui transude continuellement & en grande quantité, des parties enflammées, mais sans aucune solution ni destruction des solides. On est convenu de nommer cette humeur particulière, *exsudation inflammatoire*. Quelquefois, étant ramassée dans le poumon, elle peut parfaitement s'évacuer par la trachée; & alors le malade se trouve dans une chance heureuse du recouvrement de sa santé. Les praticiens conviennent qu'il est peu de circonstances où les malades n'aient pas été promptement guéris après avoir rejetté, en peu de temps, une grande abondance de matières provenantes du poumon. Il est plus que probable que l'espèce d'évacuation dont on parle ici n'est que le pur résultat d'une *exsudation inflammatoire* ; ce qui ne peut s'attendre de la suppuration ordinaire, lorsque les solides sont entamés d'une manière grave. Au surplus, comme ce sujet est de la plus grande importance, je me propose de le discuter plus à fond dans le cours de ce chapitre.

Etant actuellement sur l'article des abcès, il ne sera pas déplacé de rapporter un passage relatif, puisé dans l'ouvrage du savant docteur Baglivi, qui donne, comme un signe certain de vomique cachée dans le poumon, le symptome ci-après décrit : *si quis tussiendo, alba quædam veluti granula excreverit & granula illa compressa digitis summoperè fœteant, vomicam pectoris latentem certo denuntiant, præsertim si alia quoque aderint signa, hi ruptâ vomicâ ut plurimum de repentè moriuntur* (9). J'ai connu cependant plusieurs sujets qui se trouvaient dans

---

(9) Pour tirer de cette indication un pronostic certain, il faudrait sans doute qu'elle ne fut pas isolée, & que la présence de la vomique fut préjugée par d'autres signes moins équivoques que celui qui a donné lieu à cette citation ; car j'ai connu beaucoup de personnes de la constitution la plus évidemment saine, qui, par l'effort d'une toux accidentelle ou par la secousse de l'éternument, rejettaient, de temps à autre, de ces substances graniformes & fétides, sans qu'il en soit jamais résulté ni vomique ni autre affection analogue. Je ne crois même pas trop m'avancer, en disant que je présume que ces sortes de graines ne proviennent ni du poumon ni des bronches, mais qu'elles sont uniquement le résultat de quelques portions d'alimens qui, dans la déglutition, s'étant arrêtées entre les interstices des glandes ou cryptes dont la membrane

ce cas, depuis plusieurs années, sans en éprouver aucune conséquence fâcheuse. Il n'y a même pas long-temps que je suis rassuré, pour mon propre compte, sur les alarmes que m'avait causées la lecture de ce passage.

Si la gangrène succède à l'inflammation de la partie malade, la mort est aussi certaine qu'elle est peu éloignée.

Lorsque l'inflammation dégénère en squirrhe, le cas est d'autant plus déplorable, qu'il est presque au-dessus de toutes les puissances de l'art. Cependant si, comme nous l'avons déjà observé, les tumeurs squirrheuses sont en petit nombre & d'un médiocre volume, on peut encore vivre avec cet ennemi pendant nombre d'années. C'est aussi de cette cause que résultent différens degrés de l'asthme, ainsi que la difficulté habituelle de respirer, la toux, &c.

---

de l'arrière-bouche est tapissée, y ont contracté, par le séjour, la forme & la fétidité dont parle Baglivi.

Nous

Nous avons établi que, lorsqu'en conféquence de la fuppuration, la matière putride était repompée par l'effet de l'abforption dans le torrent de la circulation, le *ftimulus* & le ferment feptique occafionnaient la fièvre hectique, qui accompagne toujours la Phthifie pulmonaire ; mais elle eft également produite par les abcès des autres parties du corps, pourvu que l'abforption s'opère jufqu'à un certain degré. Nous allons, au furplus, entrer dans quelques détails fur la nature de la fièvre hectique.

Le docteur Heberden a donné, dans le fecond volume des Tranfactions médicales, la meilleure defcription qui ait encore paru fur cette efpèce de fièvre. Ce médecin s'explique ainfi : « Dans la véritable fièvre
» intermittente, les trois états du
» froid, du chaud & de la fueur,
» font diftinctement marqués : l'accès
» eft plus long, la marche de la ma-
» ladie infiniment plus conftante &

D

» plus régulière, & les intermiſſions
» beaucoup plus parfaites que dans
» la fièvre heƈtique. Dans cette der-
» nière, lors même de la rémiſſion
» la plus ſenſible & dans l'état du
» plus grand calme, le pouls offre
» une vîteſſe fébrile qui excède, au
» moins, de dix pulſations par mi-
» nute, le cours ordinaire de celui
» d'un homme en bonne ſanté ».
Quiconque ſe donnera la peine d'obſerver de plus, les nuances ci-après,
très-faciles à ſaiſir, prendra rarement
une maladie pour une autre : le froid
de la fièvre heƈtique eſt quelquefois
rapidement ſuccédé par la chaleur,
ou immédiatement par la ſueur, ſans
intermédiaire de chaud. D'autres fois,
la chaleur ſurvient ſans aucun ſentiment préalable de friſſon ; & l'on a
remarqué que le froid avait ſouvent
diſparu ſans la ſucceſſion du chaud ni
de la ſueur.

La fièvre heƈtique eſt peu, ou nullement amortie par la ſurvenance de
la ſueur ; le malade conſerve auſſi

quelquefois le même état d'anxiété & d'inquiétude pendant la durée de la fueur, du chaud & du froid.

Lorfque la fueur a paffé, la fièvre continue ordinairement fa marche ; & vers le milieu de l'accès, le friffon fe fait de nouveau fentir ; caractère le plus affuré de cette fièvre, & qui la diftingue de celles qui commencent par le fentiment du froid. Un autre figne non moins caractériftique de la fièvre hectique, c'eft que fon retour eft tellement rapproché du dernier accès, que l'intervalle n'eft quelquefois que d'une demi-heure.

Souvent la fièvre hectique reparaît pendant deux ou trois accès, avec une régularité auffi parfaite, que fi elle était quotidienne, tierce ou quarte ; mais je ne me rappelle pas d'avoir jamais vu qu'elle eut confervé ce caractère d'intermittence jufqu'à un quatrième accès. Cette fièvre fera quelquefois dix à douze jours fans fe faire fentir ; dans d'autres temps, fur-tout lorfque le malade approche de sa fin, l'accès se renouvelle si fréquemment dans un même jour, que le froid du nouvel accès est immédiatement suivi par la sueur du précédent.

La fièvre véritablement hectique est une maladie putride, entretenue par la suppuration, ou par la collection d'une matière septique dans quelque partie du corps, qui se mêle à la masse générale des fluides par l'absorption. C'est ce mélange seul qui donne lieu à la fièvre hectique ; car nous avons été dans le cas d'observer des abcès au poumon ou à d'autres viscères, dont la matière avait été si parfaitement renfermée dans des kistes formés par les solides adjacens & épaissis par l'effet de l'inflammation préalable, que la fièvre hectique avait été prévenue par l'impossibilité de l'absorption de l'humeur ainsi enkistée.

C'est d'après ce système qu'on peut concevoir comment de grandes collections de matières ont été trouvées dans la fubftance du poumon, ou dans d'autres parties internes, chez des fujets qui, pendant leur vie, n'avaient éprouvé aucun fymptome indicatif d'un femblable défordre, & qui, d'ailleurs, étaient morts de maladies produites par toute autre caufe que celle-ci.

On doit obferver que la fièvre qui accompagne chaque efpèce de Confomptions n'eft pas toujours he{ctique ni putride : il eft des cas où la fuppuration n'a pas lieu ; alors la fièvre concommittante pouvant être d'une nature très-diffemblable à celle entretenue par la fuppuration, elle exige un mode de traitement tout différent. Chez d'autres fujets dans la maladie defquels il y a en même temps inflammation & fuppuration, les fymptomes feront confondus au point de rendre très-variable, & même confus, le caraĉtère de la fièvre acceffoire.

Lorfqu'elle eft direĉtement caufée par une irritation du fyftême vafculaire, ou en conséquence d'un certain degré d'inflammation à quelque partie du poumon, cette fièvre est de l'ordre de celles appellées, par les écrivains systématiques, *Phlegmasiæ* ; & ses signes distinctifs sont : *post horrorem pulsus frequens, calor major, viribus artuum imminutis : phlegmone, vel dolor topicus, simul læsa partis internæ functione ; sanguis missus, & jam concretus, superficiem coriaceam albam ostendens* *.

Des points fréquens & aigus avec grande oppression à la poitrine ; un sentiment d'embarras dans la respiration & une toux précipitée, principalement après un mouvement subit, ou à la suite de profondes inspirations ; une chaleur incommode & une grande aridité à la peau ; l'haleine brûlante, un pouls vif & petit, des rémissions peu sensibles dans la marche de la fièvre, une soif ardente, la langue sèche, la perte de l'appétit, & des urines fortement colorées d'une

---

* Cullen Nosol. méthod. page 260.

teinte rougeâtre ; tels font les fignes non équivoques d'une inflammation confidérable.

On peut quelquefois confondre les points inflammatoires dans la poitrine, avec des douleurs lancinantes & irrégulières, caufées par des vents qui fe trouvent renfermés dans les courbures du colon. Cette indifpofition, qui eft la fuite ordinaire de mauvaifes digeftions, fe nomme *Pleurodinia flatulenta*. Elle tient auffi à la faibleffe & à la fenfibilité des inteftins, chez les perfonnes débilitées par les maladies, ou qui ont fouffert par des évacuations trop confidérables. D'après cela, on doit fentir combien il eft effentiel de ne pas fe méprendre fur la caufe de ces douleurs inteftinales, qui requièrent un traitement très-oppofé à celui qu'exigent les véritables points à la poitrine.

L'haleine puante, & une qualité fimilaire dans la matière des crachats, ainfi que dans les déjections excrémentielles ; des nausées constantes ; ou un dérangement des fonctions de l'estomac ; une faiblesse extrême, un pouls vif, mais petit ; une chaleur âpre dans toute l'habitude, d'une nature difficile à exprimer, néanmoins différente de celle qui accompagne l'inflammation ; des urines pâles, troubles & abondantes ; une moiteur habituelle à la peau, même lorsque le malade a froid ; une diarrhée colliquative, des vertiges, des maux de tête ; tous ces symptomes annoncent que la diathèse putride domine au plus haut point d'intensité, & que la vie du malade est dans un danger imminent.

J'ose espérer que ces développemens pourront suffire à faire connaître la nature caractéristique de la fièvre qui est inhérente à la pulmonie ; & je me croirai heureux si j'ai pu parvenir à fixer l'attention de mes lecteurs sur un objet de cette importance, au degré qu'il mérite ; bien persuadé qu'on sentira aussi-bien que moi la nécessité indispensable d'une réforme salutaire dans le traitement qui, jusqu'à présent, a été suivi au préjudice de tant de victimes infortunées de cette terrible maladie !

Après avoir exposé le tableau des symptomes de la Consomption pulmonaire dans son principe, nous allons passer à l'énumération de ceux qui s'observent dans les degrés les plus avancés de cette affection.

La violence de la toux doit augmenter graduellement avec la maladie originaire. La membrane muqueuse qui tapisse l'intérieur de la gorge & de la trachée, étant privée du *mucus* propre à la lubrifier, ne peut souffrir le moindre *stimulus* sans en être agacée. L'humeur de la transpiration irrite ces parties ; & l'air commun qui s'y introduit par l'inspiration, en produisant aussi de l'irritation, excite une toux continuelle. Le *stimulus* qui a lieu sur les parties du poumon affectées par le poids ou par l'acrimonie de la matière purulente, donne également lieu à la toux. Lorſque ſa violence va juſqu'à irriter fortement l'œſophage, le diaphragme & l'eſtomac, il en réſulte pour lors des envies de vomir ; circonſtance qu'on reconnaît généralement pour être le ſigne le plus certain de la Phthiſie confirmée.

L'enrouement (10) de la voix provient d'un obſtacle dans l'action des muſcles deſtinés à contracter & à dilater l'ouverture de la glotte. Il peut

---

(10) L'enrouement eſt l'indice le plus diſtinctif qui exiſte entre le catarrhe & la phthiſie pulmonaire. Outre les cauſes auxquelles l'auteur aſſigne cette altération dans la voix chez les pulmoniques, elle peut encore être due au relâchement des cordes vocales qui forment les bords de la glotte, ainſi qu'au deſféchement, au ſpasme ou à la trop grande conſtriction de ces mêmes cordes ; je regarde, au reſte le dernier cas comme le plus ordinaire ; mais dans le véritable catarrhe la voix en général n'éprouve aucun changement, & la toux acceſſoire n'eſt point ſourde ni rauque comme dans le cas précédent ; ſans doute à raiſon de l'humidité qui lubrifie conſtamment la membrâne du larynx & autres parties contigues ; circonſtance d'autant plus eſſentielle à obſerver dans le diagnoſtic de ces deux maladies, qu'elles ne ſont que trop ſouvent priſes l'une pour l'autre.

être auffi produit par le poids feul du *mucus*. On voit même des cas où les facultés de cet organe font entièrement fufpendues, & dans lefquels la voix paraît tout-à-fait éteinte. Le bruit particulier qui fe fait entendre dans le mouvement alternatif de la refpiration, & que nous appellons en anglais *Wheezing* (11), réfulte communément de ce que les bronches font embourbées de *mucus* ou de pus.

.L'anxiété extrême, accompagnée d'un fentiment de pefanteur dans la région antérieure de la poitrine, eft un des fymptomes les plus fâcheux. Comme la quantité du fang accumulée au centre, eft trop grande proportionnellement à la force fyftaltique du cœur, le fluide eft repouffé

---

(11) Le mot anglais *wheezing* équivaut, dans notre langue, a celui de fifflement ; & le fon qui réfulte de la manière dont il doit fe prononcer, rend affez bien le bruit caufé par l'embarras de la refpiration, lorfque les bronches fe trouvent embourbées de matières épaiffes & muqueufes.

par cet organe avec une difficulté qui devient incompatible avec le repos & la santé. Deux caufes, au furplus, concourent à produire cet état morbifique : 1°. La contraction fpafmodique des vaiffeaux cutanés, diminuant leur diamètre & interrompant la libre circulation du fang, il en réfulte néceffairement un refoulement de ce fluide aux environs du cœur, dans une proportion au-delà de l'état naturel. 2°. L'affection morbifique du poumon même, qui le rend incapable d'admettre dans fes vaiffeaux le libre paffage du fang, lors du trajet de ce fluide du ventricule droit à l'artère pulmonaire, eft la caufe immédiate de cette anxiété intolérable dont fe plaignent les malades confomptionnaires.

La refpiration eft brûlante, précipitée & laborieufe, à caufe de l'amas furnaturel & de la circulation accélérée du fang dans les vaiffeaux qui avoifinent de près le cœur; ce qui force cet organe à fe contracter en proportion de la résistance qu'il éprouve ; sans quoi il s'ensuivrait une suffocation mortelle. Quand on considère que dans l'état de Consomption une certaine portion du poumon est toujours assez affectée pour empêcher la libre admission de l'air dans les cellules bronchiales, on ne doit pas être surpris que la respiration devienne laborieuse, proportionnellement à la gravité du mal ; car la vie ne peut exister long-temps sans la quantité d'air nécessaire à la dilatation des lobes du poumon. A l'égard de la fétidité de l'haleine, elle est due à la putrefcence des matières qui croupissent dans les cavités du poumon ou des bronches, & dont la puanteur s'exhale continuellement avec l'air de l'expiration.

Le pouls dur & vîte, la peau sèche & brûlante, la couleur cramoisie des joues, les secrétions en général suspendues ou mal exécutées, la soif, l'infomnie, tout ceci indique un mouvement trop accéléré dans le fystême vasculaire. Ces symptomes diminuent ordinairement d'intensité vers le matin; ils sont aussi quelquefois succédés par la sueur, qui produit un soulagement sensible lorsqu'elle est chaude & générale; principalement encore si les urines déposent alors un sédiment épais.

La fièvre hectique, ainsi que nous l'avons déjà observé, participe de la nature des fièvres rémittentes; ou, chez les malades qui n'éprouvent pas d'intermission, elle est continue avec des rémissions très-sensibles. L'exacerbation augmente graduellement sur l'heure du soir, de telle manière que le pouls bat alors de 90 à 130 fois par minute. Souvent le malade qui n'éprouve, dans la matinée, qu'un degré de fièvre très-modéré, dont les esprits semblent ranimés, & qui se sent bon appétit, aura sur le déclin du même jour le corps brûlant par l'ardeur de la fièvre, & sa tête pourra même se troubler par un délire imparfait.

Vers le matin, l'affection spasmodique des vaisseaux cutanés diminue ; le pouls devient plus souple & moins précipité ; l'altération cesse, une sueur bienfaisante se répand sur toute la surface du corps ; l'urine, enfin, se sature d'un sédiment convenable. A ces symptomes favorables succède un sommeil doux & rafraîchissant, qui rend au malade sa vivacité, & semble le flatter de l'espoir de sa guérison, jusqu'à ce qu'un nouvel accès vienne détruire cette illusion consolante.

Tel est le tableau des symptomes les moins défavorables, sur-tout lorsque la diathèse inflammatoire domine. Il arrive souvent que, dans l'état le plus désespéré, le malade semble se trouver si bien vers le matin, ses esprits & son appétit sont dans une si bonne disposition, qu'il a peu de doutes sur le recouvrement de sa santé ; mais un praticien attentif & bon observateur, se trompera rarement dans son pronostic contraire, même lorsque le malade paraît être au meilleur état possible.

Le sentiment du froid aux joues, au front, au nez & aux doigts, pendant que le reste du corps est dans un état de sueur chaude & excessive; la pâleur des mains & l'apparence livide des ongles; la couleur inanimée de ces parties du corps qui, dans l'état naturel, doivent être d'un rouge vermeil, comme les lèvres, les gencives, les parties charnues qui bordent les paupières, &c.; toutes ces circonstances suffisent à un observateur judicieux, pour qu'il puisse discerner le véritable état de la maladie, & prononcer sur l'issue qu'elle doit avoir.

Les crachats sont plus ou moins copieux, jaunes, écumeux, mêlés de stries sanguines, purulens, fétides, d'un goût douceâtre ou salé. Quelquefois ils contiennent des parties ramifiées, blanches, visqueuses & inorganisées, qui ont une ressemblance étonnante avec des portions d'artère bronchiale. La membrane qui tapisse intérieurement la gorge, la trachée & la substance entière du poumon,

poumon, est continuellement humectée par un fluide muqueux, provenant
des glandes qui font abondamment
répandues fur la furface de cette
membrane. La matière en eft d'abord
claire & limpide ; mais une fois en
ftagnation dans les follicules des glandes, elle perd fa fluidité en conféquence de l'abforption, & par l'effet
de l'évaporation des parties les plus
féreufes. Quand ce fluide a contracté
une qualité gluante & tenace, on
l'appelle alors flegme. S'il refte long-
temps en ftagnation, il prend la confiftance de l'empoi, avec une teinte
bleuâtre. Quelquefois même cette
humeur acquiert une vifcofité égale à
celle de la glu ; &, dans ce cas, on
ne peut l'expectorer qu'avec la plus
grande difficulté.

Cette falutaire fecrétion peut être
plus ou moins abondante, fuivant
l'état des glandes deftinées par la
nature, à la féparer de la maffe du
fang. Les glandes fecrétoires peuvent
être trop relâchées, ou fe trouver dans

E

un état de rigidité & d'obſtruction. Dans le premier cas, elles fourniront une trop grande quantité de *mucus*, ainſi qu'on l'obſerve dans le poumon d'un tempérament relâché ou flegmatique; il en eſt de même de ceux qui ayant aggravé, par intempérance, le vice de leur conſtitution, ſont ſujets à éprouver les matins une oppreſſion ſi conſidérable, qu'ils riſqueraient d'en être ſuffoqués, ſi l'action d'une toux bienfaiſante ne les débarraſſait d'une quantité quelquefois ſurprenante de ces flegmes épais & glutineux.

Dans le ſecond cas, ſoit par l'effet d'un air trop vif ou d'un état trop ſec de l'atmoſphère, ſoit dans l'engorgement des glandes, le *mucus* eſt moins élaboré qu'il ſerait néceſſaire pour lubrifier & défendre cette membrane délicate de l'irritation cauſée par le contact de l'air extérieur qui a lieu dans l'acte de reſpirer : il en réſultera alors un ſentiment d'ardeur & d'aſpérité aux parties agacées, une toux conſtamment sèche, l'inflammation & l'enrouement.

Ce *mucus*, dans ſon état naturel, n'a point d'odeur putride ; mais lorſqu'il eſt jetté ſur le feu, il s'en exhale une particulière, qu'on ne peut guères comparer qu'à celle du fromage grillé. Il eſt clair, écumeux & ſans couleur, s'il eſt expectoré immédiatement après ſa ſecrétion ; mais après avoir ſéjourné, il s'épaiſſit & devient même plus viſqueux que la glu. Cette humeur eſt bleuâtre, inodore, ſans goût déterminé, & elle ſurnage conſtamment dans l'eau, à moins que ſon extrême viſcoſité ne la force, par ſon propre poids, à s'y enfoncer.

Le pus qui réſulte de la ſuppuration eſt toujours précédé ou produit par l'inflammation ; & il offre deux eſpèces d'humeur très - différentes l'une de l'autre.

Il en eſt une formée par les ſucs qui abreuvent le tiſſu des vaiſſeaux enflammés, & par une portion de la ſubſtance même de ces vaiſfeaux , détruite par l'effet combiné de la fuppuration & de la fermentation.

L'autre forte de pus tranfude de la furface des membranes en état d'inflammation ; mais elle n'eft accompagnée d'aucune ulcération, ni d'entamure dans les folides de la partie affeélée. Cette humeur particulière a été nommée par le célèbre anatomifte William Hunter qui en a le premier fait la découverte, *Exfudation inflammatoire* (12).

Ces deux efpèces de matières, quoique très-diffemblables dans leur nature, leur effet & leurs conféquen-

---

(12) Cette découverte femble avoir fixé l'opinion fur la véritable nature de l'humeur purulente qui conftitue la matière gonorrhéidale , qu'on avait prife jufques-là pour le produit d'ulcérations , d'éhrofions , en un mot, de quelque folution de continuité dans les folides de la partie affeélée , & qu'on a reconnue enfin pour être le réfultat d'une *exfudation inflammatoire*. Au refte, quoique le mérite de cette découverte foit exclufivement attribué par l'auteur de ces Recherches, au célèbre doéteur William Hunter, on peut voir au premier livre du *Précis de Médecine-pra-*

ces, font généralement confondues enfemble dans la pratique. C'eft l'importance d'une auffi dangereufe erreur qui m'a décidé à les diftinguer affez fenfiblement, pour qu'on puiffe, d'après mes données, établir un diagnoftic affuré dans plufieurs maladies, principalement celles qui font accompagnées d'inflammation & de fuppu-

---

tique, articles *inflammation* de poitrine & *ftagnation*, que cette forte de fuppuration n'avoit nullement échappé à la fagacité de l'illuftre Lieutaud. On peut croire auffi, d'après une lettre publiée en 1778, par Daffy d'Arpajean, médecin de mérite à Fontainebleau, qu'il avait du moins entrevu le phénomène de cette tranfudation purulente. Voici ce qu'il en dit :

« Ces obfervations femblent établir deux claffes de
» phthifiques : dans les uns la fuppuration dévore le
» poumon ; dans les autres, le vifcère refte intaſt,
» quoiqu'ils crachent du pus. Peut-être ces derniers
» font-ils ceux que l'art peut fauver, tandis qu'il
» refte fans reffources pour les premiers. C'eft-là une
» recherche à laquelle on n'a pas encore penfé ; à
» laquelle cependant aurait dû conduire la leſture
» des obfervations & l'ouverture des cadavres. Con-
» fondus par de grands traits de reffemblance, ces
» deux états, bien différens, doivent dans le con-
» cours des fymptomes qui les rapprochent, avoir
» chacun des caraſtères propres & affez diftinſts pour
» être faifis : c'eft aux praticiens à s'occuper de cet
» objet important, &c. »

E 3

ration. En conféquence, je vais faire enforte de traiter cet objet, de manière à ce que toute perfonne puiffe être à portée de faifir les nuances qui conftituent la différence de ces réfultats de la fuppuration. Au refte, fi ces développemens me faifaient tomber dans la prolixité, j'offre à mes lecteurs mon intention pour excufe; un nouveau fentier eft difficile à tracer, mais un aveugle peut marcher avec fécurité dans une route ancienne & bien battue.

Lorfque la membrane muqueufe qui tapiffe le nez, la gorge & toute la furface interne des poumons eft enflammée, il en découle une quantité de matière purulente, en proportion de l'intenfité de la phlogofe. Chacun peut, plus ou moins, obferver ce fait dans le *Coryfa*, indifpofition qui a·pour caufe un certain degré d'inflammation de la membrane ci-deffus mentionnée. Dans de pareils cas, au lieu de flegmes on crache & l'on mouche une grande quantité d'humeur épaisse & jaunâtre. Si cette excrétion purulente, autrement *exsudation inflammatoire*, est aussi sensible dans un rhume, quelquefois si léger, qu'il existe souvent sans douleur quelconque, devons-nous donc être surpris de cette abondance si considérable de matières dans des inflammations violentes & d'une grande étendue ?

Le Baron Van-Swieten * témoigne son étonnement de ce que le poumon ne se trouve pas toujours consumé dans des sujets morts de phthisie pulmonaire, lorsque, durant le cours de la maladie, l'expectoration du pus a été très-abondante. Ce Médecin convient aussi, de bonne-foi, que lui & d'autres de ses confrères s'étaient trompés dans de pareils cas, en supposant que ce viscère avait dû être entièrement détruit. Il a été observé, à l'hôpital de Vienne, ** un exemple

---

* Comment. in Aphorism. Boerrhaavii.

** De Haen, Rat. medendi, pars I.

E 4

de cette espèce, qui établit qu'après de copieuses évacuations de pus par la voie des crachats, le poumon d'un sujet mort de la Consomption fut trouvé dans son intégrité parfaite, sans la moindre trace d'ulcération ni de vomique.

Cette forte de matière purulente, ainsi que la plupart des fluides du corps animal, prend une consistance épaisse par le séjour, si elle reste long-temps en stagnation ; ou quand les parties d'où transsude cette humeur font violemment enflammées, elle se dessèche & se convertit en une concrétion dure & inorganique, qui s'attache si fortement aux parois qui l'entourent, qu'elle ne peut en être séparée sans peine. D'après les observations que j'ai faites à ce sujet, ceci semble expliquer la théorie de ces substances ramifiées qui sont souvent crachées par les pulmoniques, qu'on nomme concrétions polypeuses, & qu'on a confondues, par erreur, avec des lambeaux de l'artère bronchiale,

préfumés s'être détachés par la putréfaction.

On voit, dans l'ouvrage intitulé
Acta Eruditorum, l'exemple d'un malade poitrinaire qui expectora une
fubftance ramifiée de la longueur de
la paume de la main. Tulpius &
d'autres Médecins, témoins de ce
fait, parurent grandement étonnés
(ce en quoi ils avaient bien raifon)
que le parenchyme, ou la fubftance
charnue du poumon, eut pu fe dif-
foudre au point de donner lieu au
démembrement d'une branche auffi
confidérable de la veine pulmonaire ;
laquelle paraiffait fi complètement
féparée, qu'on eut dit que cette ra-
mification prétendue avait été diffé-
quée avec infiniment d'adreffe. Si
effectivement cette matière expectorée eut été ce qu'on croyait, ce cas
aurait offert un phénomène des plus
remarquables ; & perfonne n'eut pu
voir, fans étonnement, que le malade ne fût pas expiré fubitement
par l'abondante hémorrhagie qui de-

vait indispensablement suivre la rupture d'un vaisseau de cette importance.

Van-Swieten, en citant la guérison
parfaite d'un malade à la suite de
l'expectoration d'une substance mem-
braneuse, épaisse, homogène &
non organisée, donne pour cause de
pareilles concrétions, un épanche-
ment de sang qui se coagule dans les
bronches par le séjour & la condensa-
tion. Il est bon de se rappeler que le
sang extravasé, s'il n'est absorbé, &
qu'il vienne à éprouver le contact
de l'air extérieur, fermente bientôt,
devient putride, & contracte une
acrimonie tellement corrosive, qu'elle
détruit les différentes parties avec
lesquelles elle communique *. Il serait
inutile de mentionner d'autres exemples analogues, d'autant plus qu'il s'en
rencontrera fréquemment de sembla-

---

* Le célèbre Docteur Warren rapporte, dans
le vol. I des Transactions Médicales, un exemple
remarquable de cette espèce, qu'il a observé chez
une jeune femme.

bles dans la pratique, si l'on veut se donner la peine d'examiner attentivement les excrétions du malade.

Il n'est pas rare non plus que les pulmoniques rendent par la voie des selles de ces mêmes ramifications ; & ces substances ont quelquefois été prises, au grand préjudice des malades, pour des portions de vers. Cette circonstance se rencontre plus souvent chez les très-jeunes sujets qui, comme nous l'avons déjà observé, avalent communément, au lieu de cracher, les matières qui sont rejettées du poumon.

Les cohésions de l'humeur d'une *exsudation inflammatoire* aux parties même enflammées, se voient assez ordinairement. Le savant auteur de cette découverte en produit un grand nombre de preuves, parmi lesquelles on peut ajouter la matière visqueuse & tenace qui colle les paupières entre elles dans de fortes ophtalmies ; les peaux blanchâtres qui s'apperçoivent dans l'angine inflammatoire, &

qu'on a souvent prises, par erreur, pour des ulcères putrides. J'ai remarqué plusieurs fois une substance absolument similaire sur la peau enflammée, qui entourait les lèvres d'un cancer au sein de la largeur d'une pièce de douze sous, & laquelle ressemblait au suif par la couleur; mais d'une consistance très-compacte & fort difficile à se détacher de la peau, se régénérant d'ailleurs très-promptement. Question. Les matières grasses qui se trouvent si fréquemment dans les déjections dyssentériques, ne seraient-elles pas de la même nature que celle dont il vient d'être fait mention * ?

Cette sorte particulière de secrétion (13) dans son état naturel paraît

----

* Pringle, Observations sur les Maladies des armées, page 74. Paris, Théophile Barrois, 1793, *in*-8°.

(13) Pour fortifier cette assertion, je citerai l'autorité du savant Mudge, qui, dans son Traité sur les affections catarrheuses, fait mention d'une fracture sans

être fluide, homogène & jaunâtre ; elle reffemble à de la crême épaiffe ; elle eft inodore, d'un goût. fade, & elle furnage dans l'eau.

En cet état, les plaies récentes & en bon train de guérir fourniffent abondamment de cette matière, qui forme ce que les Chirurgiens appellent *Pus louable.* C'eft cette fecrétion que la nature femble avoir adoptée comme une fubftance propre à réunir entre elles les fibres charnues nouvellement régénérées ; & par cette raifon on ne devrait jamais officieufement l'effuyer des plaies qu'elle abreuve. C'eft par l'effet de cette qualité régénératrice, que nous voyons des membranes enflammées former entre elles de promptes cohéfions ;

---

folution de continuité ni corrofion dans les chairs, laquelle, au bout de dix-fept jours que le membre fracturé avait refté enveloppé & exactement garanti du contact de l'air extérieur, donna la valeur d'une cuillerée d'un véritable pus de bonne qualité, qui ne pouvait être que le réfultat d'une tranfudation femblable à celle à laquelle l'auteur fait ici allufion.

telles que celle des plaies entre les doigts, les adhérences du poumon à la plèvre, &c.

Dans les sujets d'une mauvaise complexion, dont la fibre est trop faible ou très-relâchée, ou dont la masse des fluides se trouve viciée par quelque humeur acrimonieuse, comme le scorbut, les scrophules, la vérole, &c. cette matière salutaire ne se fait point appercevoir, & alors les plaies se consolident très-difficilement. C'est par la même raison que les ulcères scrophuleux & les plaies fongueuses ont tant de peine à se guérir.

Il semblerait aussi qu'il existe un certain degré d'inflammation requis pour exciter l'*exsudation* de cette espèce, & dont le point fixe ne peut être déterminé que par l'expérience. Ce qu'il y a de certain, c'est que l'élaboration de cette humeur ne peut être parfaite, lorsque l'inflammation est au-dessus ou au-dessous de ce degré.

Cette *exsudation* ne se manifeste dans les plaies récentes, que lorsque la violence de l'irritation & de la douleur a diminué jusqu'à un certain point ; on ne la voit jamais résulter des ulcères indolens ou sans inflammation, non plus que des plaies dont les lèvres, devenues calleuses, ont perdu leur sensibilité.

D'après cette théorie incontestable, il est à croire qu'en excitant une inflammation artificielle dans plusieurs espèces d'ulcères qui dépendent d'une constitution viciée, on pourrait réussir à opérer des cures inespérées, même dans des cancers, pourvu qu'ils ne fussent pas produits par l'infection générale de la masse des humeurs (14). J'ai vu des ulcères vénériens de la plus mauvaise qua-

______

(14) Ce qui pourrait s'opposer, dans tous les cas d'ulcère cancéreux, au succès du moyen ici proposé, c'est qu'il est démontré, par l'expérience, que tous les remèdes irritans & stimulans, & particulièrement l'application des caustiques, augmentaient prodigieusement l'acrimonie de l'humeur vraiment cancéreuse.

lité qui, après avoir réfifté à un grand nombre de frictions mercurielles, ainfi qu'à des topiques employés par les meilleurs Chirurgiens, ont été guéris en cinq ou fix jours de temps, par une mixtion efcarotique recommandée par M. Gordon * (15).

L'application de ce cauftique caufe une douleur vive, & qui eft généralement fuivie de la perte d'un peu de fang ; mais à cette opération il fuccède un degré convenable d'inflammation ; ou, comme on le dit

---

* Medical obfervations.

(15) Cette préparation, confignée au volume premier, page 383, des Obfervations Médicales, fe compofe ainfi :

℞ De mercure doux ou calomel préparé. ʒ j.
De poudre de cérufe compofée. . . . . Ɔ ij.
D'eau de chaux. . . . . ℥ iv.

Mêlez pour faire la lotion.

Je dois dire, au furplus, que dans les divers effais que j'ai faits de cette lotion cauftique, les réfultats ne m'ont pas procuré le même fuccès que celui dont parle l'auteur.

vulgairement,

vulgairement , la digeſtion de l'humeur s'en fuit , & l'ulcère ſe termine
par une prompte guériſon.

Ces réflexions m'ayant paru pouvoir être ùtiles à l'art chirurgical , j'ai
cru devoir en faire l'objet de cette
courte digreſſion : & j'eſpère qu'on ne
m'en ſaura pas mauvais gré.

Le produit de l'exſudation inflammatoire *per ſe* n'entre point en fermentation , ni ne contraĉte aucune
qualité putride. Ce fait a été prouvé
par pluſieurs expériences réitérées ſur
une certaine quantité de cette matière conſervée à deſſein ; & qui ,
en très-peu de temps , eſt devenue
sèche , s'eſt durcie , & a contraĉté
une ſaveur fade & légèrement acide ,
ſans aucun ſigne de fermentation ni
de putreſcence.

Ayant ſuffiſamment parlé de la
nature de l'*exſudation inflammatoire*,
nous allons décrire les autres eſpèces
d'humeurs provenant de la ſuppuration ou des abcès en général.

La matière produite par la ſuppuration femble être un compofé d'*ex-sudation inflammatoire*, & d'un mé-lange de fang & de portions de folides putréfiées.

Nous avons eu occafion d'obferver les effets délétères du fang lorfqu'il fe trouve extravafé dans quelque ca-vité du corps, & qu'il n'eft pas réab-forbé. Nous avons également prouvé que la fuppuration qui vient à la fuite d'une échymofe, eft toujours défavo-rable; le contact de l'air, en pareil cas, étant fingulièrement pernicieux.

En conféquence, le fang épanché dans les cavités du poumon, par l'ef-fet d'une hémoptifie, ne pouvant être ni expectoré ni réabforbé dans la cir-culation, tourne promptement à la putrefcence, & devient d'une âcreté très-ftimulante. Dans cet état, le fang eft d'un brun noirâtre, il eft icho-reux, exceffivement âcre & très-fétide.

Il n'eft pas étonnant, d'après cela, de voir réfulter les effets les plus gra-ves à la fuite de l'hémoptifie, comme une violente inflammation, des ulcérations & la gangrène. La maladie qu'on appelle, en anglais, *galloping Coufumption* (16), nous offre de fréquens exemples de défordres pareils. Les malades attaqués d'une fièvre ardente commencent par cracher le fang, & ils meurent enfuite en peu de femaines. Il n'eft pas rare alors de trouver le poumon en état de mortification.

Cette matière fanieufe occafionne, par fon *ftimulus*, une prompte inflammation dans les folides avec lefquels elle communique ; & elle fe mêle alors avec le produit de l'*exfudation inflammatoire*. Ce mélange donne lieu à beaucoup de variétés dans la qualité apparente & dans les effets du pus ainfi combiné, fuivant

____

(16) Cette dénomination anglaife équivaut à ce que nous appellons en France, *Phthifie inflammatoire*, autrement *Pulmonie aiguë* ; maladie dont la violence & la malignité précipitent rapidement les patiens au tombeau.

F 2

le degré de prédominance de l'un ou de l'autre des principes qui conftituent cette combinaifon : plus il y aura de matière ichoreufe, plus l'expectoration fera proportionnellement fétide, noire, fanieufe & putride. La condition contraire produira une fecrétion qui fe rapprochera infiniment davantage du pus louable ; la matière en fera beaucoup plus blanche, plus onctueufe, plus homogène, & fur-tout moins putride que la première.

Cette forte d'humeur ainfi combinée furnage dans l'eau, & frappe défagréablement l'odorat ; excepté que la quantité d'ichore n'y fût dans une proportion imperceptible. Mais fi on la jette fur des charbons ardens, fa putrefcence fe manifefte très-fenfiblement. Par ce procédé, il eft toujours poffible de la diftinguer d'avec la fuppuration qui eft purement le réfultat de *l'exfudation inflammatoire;* laquelle, quoique jettée au feu, n'exhale aucune faveur putride, mais développe feulement une odeur alkaline qui a rapport à celle du fromage grillé.

L'exfudation inflammatoire ne peut avoir lieu qu'avec l'inflammation ; mais elle exifte prefque toujours fans rupture ni folution de continuité dans les folides. Au contraire, la matière qui eft le réfultat de la fuppuration ordinaire, dépend effentiellement d'entamure & de perte de fubftance ; & cette déperdition peut être indépendante d'aucune phlogofe quelconque.

- D'après ce précis, on doit fentir l'importance qu'il y a à diftinguer parfaitement ces efpèces d'humeurs l'une de l'autre. Ce n'eft auffi qu'en obfervant le plus foigneufement poffible la matière des crachats, qu'on peut s'affurer du véritable état de la partie affectée. Par ce moyen, on reconnaîtra fi le poumon eft enflammé ou non, ou s'il eft en état d'ulcération.

De cette manière, on fera rarement

embarraffé pour porter un pronoftic certain fur l'événement de la maladie, & il fera poffible d'en prévoir chaque fymptome alarmant. J'ofe me flatter, en outre, que ces obfervations pourront fournir des idées de réforme dans la méthode générale du traitement de la Confomption pulmonaire ; réforme autant à defirer pour l'avantage des malades que pour l'honneur de la médecine.

Les crachats des pulmoniques font formés, foit d'un *mucus* commun ou de flegmes, foit de la *tranfudation inflammatoire*, par la matière de la fuppuration, ou par une extravafation de fang. Quelquefois même les crachats font entretenus par des portions fubftantielles qui fe détachent du poumon par l'effet de la fuppuration (17). Enfin, l'on a vu des concré-

____

(17) Quoique les annales de la médecine ne manquent pas d'obfervations pour prouver que des portions, des lobes même du poumon, ont été entièrement expectorés fans préjudice ultérieur pour la vie des malades, j'ai préfumé qu'on ne verrait pas fans

tions pierreuſes rendues par l'expectoration ; mais ce cas eſt infiniment
rare.

En conſéquence de ce qui vient
d'être obſervé ſur l'exiſtence des
diverſes ſortes d'expectoration dans la
Phthiſie pulmonaire, il doit être facile de juger ſainement de l'état du
poumon dans les différentes affections
de ce viſcère. Je crois cependant devoir, en faveur des praticiens moins

---

intérêt un exemple analogue & aſſez récent, rapporté
par M. Mudge, ſavant médecin & chirurgien à
Plymouth, & membre de la ſociété royale de Londres, dans ſon Traité ſur la toux catarrhale, imprimé
à Plymouth en 1783 : « Je me rappelle (dit-il) d'a-
» voir été témoin, à l'hopital de S. Thomas de Ply-
» mouth, d'une guériſon bien extraordinaire à l'égard
» d'une pulmonie tellement confirmée, qu'on l'avait
» crue incurable. Le ſujet qui en était atteint, après
» avoir expectoré une quantité énorme de matière
» purulente, conſumé d'ailleurs par une fièvre lente,
» & épuiſé par des ſueurs & une diarrhée colliqua-
» tives, fut réduit à un état ſi déplorable, qu'on
» regarda comme inutile de continuer l'adminiſtra-
» tion d'aucun ſecours de l'art. Cependant, contre
» l'attente générale, non-ſeulement la maladie ne
» prit plus d'accroiſſement, mais il ſe manifeſta
» quelque lueur de mieux. La purulence des cra-

expérimentés, récapituler les points principaux du sujet qui vient d'être traité.

Plus les crachats approchent de la consistance & de la couleur du *mucus* ordinaire, plus le pronostic de la

---

» chats commença à diminuer, les sueurs nocturnes
» & les déjections devinrent moins abondantes, la
» vivacité du pouls s'affaiblit par degré, & les
» pulsations prirent une marche plus distincte &
» moins irrégulière. Il survint aussi de l'appétit ; les
» yeux, la contenance du malade, tout, en un mot,
» ranima l'espoir qu'on avait perdu de rappeler cet
» infortuné à la vie. Un changement aussi extraor-
» dinaire qu'il était inattendu, fixa toute l'attention
» du médecin de l'hôpital, qui, après avoir prescrit
» un régime convenable à la circonstance, crut devoir
» conseiller au malade de quitter la ville pour aller
» respirer l'air de la campagne : ce qui fut effectué.
» Neuf mois après, ce même sujet, parfaitement ré-
» tabli de sa maladie de poitrine, fut obligé de ren-
» trer à l'hôpital à cause d'une plaie accidentelle qui
» lui était survenue à la jambe ; mais il fut assez
» malheureux, pendant son nouveau séjour, d'y ga-
» gner la petite vérole, dont il mourut. Attendu la
» singularité de la maladie précédente, & sur-tout
» sa guérison inopinée, on fit l'ouverture du cada-
» vre ; & au grand étonnement des gens de l'art,
» on vit que la totalité des lobes droits du poumon
» avait été complètement détruite ; ce qui avait
» donné lieu à la respiration de s'établir du côté
» opposé ».

maladie fera favorable ; fur-tout lorfque l'humeur eft expectorée avec ai-
fance , & qu'elle n'excède guères la
quantité naturelle. Si le *mucus* eft
clair, écumeux, peu abondant, qu'on
le rende avec douleur , & par l'effort
d'une toux continuelle , on doit alors
foupçonner des tubercules ou des
concrétions fquirrheufes au poumon ;
& , dans ce cas , l'événement de la
maladie eft affez généralement funefte. Au furplus , ces fymptomes ont
ordinairement pour principe la Confomption fcrophuleufe (18).

Lorfqu'on eft affuré que les cra-

---

(18) L'analogie évidente qui exifte entre le levain
écrouelleux & le virus tabifique , a tellement frappé
les gens de l'art , qu'il en eft qui ont été jufqu'à
avancer que la Phthifie pulmonaire n'était que le
développement d'un principe fcrophuleux qui pro-
duifait une métaftafe de cette humeur , des glandes
lymphatiques à la fubftance du poumon. Le docteur
May , médecin anglais d'un mérite reconnu , a ,
dans fon *Effai fur la Confomption pulmonaire* , imprimé à Londres en 1791 , avancé cette opinion ,
fans doute trop exagérée , mais qu'il étaie de raifonnemens qui ne laiffent pas que d'être féduifans.
Ce qui pourrait , du moins , venir à l'appui de fon

chats proviennent uniquement de *l'exsudation inflammatoire*, il est certain que quelque portion du poumon est en état d'inflammation. Mais comme le fait nous démontre qu'en pareil cas il n'y a pas solution de continuité dans les solides, on est fondé à espérer une issue favorable de la maladie; pourvu, toutefois, que les autres symptomes de l'inflammation locale ne soient pas portés à un trop haut point d'intensité.

Cette sorte d'expectoration accompagne spécialement la Phthisie, qui est la suite de rhumes négligés; & quand elle n'est pas suivie d'autres accidens, elle peut continuer long-temps sans entraîner des suites fâcheuses. Van-Swieten en fournit un exemple remarquable, relativement à un homme de distinction mort à l'âge de soixante-dix ans, qui, depuis

sentiment, c'est qu'il n'est point de climat où les écrouelles & la pulmonie soient aussi communes qu'en Angleterre.

trente années, crachait une quantité de pus parfaitement digéré. Pendant les quatre dernières années de sa vie, cette excrétion pouvait se porter à plusieurs onces chaque matin. Il usait d'une nourriture substantielle & abondante, & avait d'ailleurs fort bon appétit.

L'humeur pure de *l'exsudation inflammatoire* peut, comme nous l'avons déjà observé, se sécher & se durcir jusqu'à une concrétion parfaite : c'est dans cet état qu'elle prend la forme des parties dans lesquelles elle est déposée ; ce qui lui donne l'apparence de ces portions membraneuses qui sont souvent crachées par les pulmoniques, & qu'on a prises quelquefois pour des lambeaux de la tunique interne de quelque vaisseau sanguin.

L'humeur d'une nature ichoreuse & sanieuse est rarement expectorée seule, attendu l'âcreté de son *stimulus*, qui excite promptement l'inflammation, & conséquemment *l'exsudation inflammatoire*. C'est-là la cause du mélange de ces deux matières dans une proportion relative à la prédominance de l'une ou de l'autre. Ainsi, plus l'ichore dominera, plus la matière sera brune, sanieuse, claire & infecte : quelquefois même le goût & l'odeur des crachats sont insupportables, au point de causer des défaillances au malade. Il est arrivé aussi, dans la pulmonie de cette nature, que des fragmens du poumon même ont été expectorés avec la matière putride qui les avait corrodés.

Cette espèce d'excrétion étant toujours précédée de perte de substance & d'ulcération au poumon, elle ne peut, dans le meilleur état possible, que fournir un pronostic désavantageux. Quand la matière est violemment putride, & que son expectoration est accompagnée d'une vive inflammation, le malade peut rarement espérer de réchapper. Si les crachats se trouvent mêlés avec des portions fubftantielles du poumon, la maladie eft alors effentiellement mortelle.

On obferve fréquemment que la violence de l'inflammation & l'effet des fecouffes d'une toux continuelle, donnent lieu à la rupture ou à l'ouverture de quelques petits vaiffeaux fanguins du poumon. Cet accident eft du plus mauvais augure, fur-tout fi la quantité du fang excède celle qu'il faut fimplement pour teindre les crachats.

Il furvient par fois, dans la Phthifie pulmonaire, un accident des plus rares, mais dont la préfence eft toujours funefte : ce font des fubftances pierreufes & friables comme du calc, qui fuivent l'expectoration des crachats. Ces calculs femblent participer de la nature des concrétions goutteufes. Quelquefois les morceaux en font tellement gros, compactes & angulaires, qu'ils déchirent, dans leur paffage, la fubftance charnue du poumon, ainfi que la trachée ; ce qui cause, pour lors, une hémorrhagie dangereuse.

C'est une opinion généralement admise, que le pus, de quelque nature qu'il soit, ne surnage pas, mais qu'il s'enfonce constamment dans l'eau. D'après cette idée, les pulmoniques font dans l'habitude de cracher dans ce liquide pour s'assurer de la qualité des matières qu'ils expectorent. Rien, cependant, n'est plus équivoque que les indices qui peuvent résulter de ce procédé. Le *mucus* commun, autrement le phlegme, étant, dans son état naturel, d'une gravité spécifique moindre que celle de l'eau, nagera conséquemment sur la surface de ce liquide; mais lorsque, par l'effet d'un long séjour dans quelque cavité du corps, cette humeur a acquis beaucoup de consistance, & qu'elle est expectorée en masses aussi visqueuses que la glu, alors il n'est point surprenant qu'elle se précipite au fond de l'eau. Il en est de même de la matière puriforme qui, dans son premier état, furnage ; mais une fois épaiffie par l’abforption de fes parties les plus féreufes, & devenue par-là très-difficile à expectorer, elle forme des particules dures & folides qui s’enfoncent dans l’eau par la feule gravité de leur poids. La même chofe a lieu à l’égard des parties fubftantielles du poumon.

Il eft cependant à propos que les malades faffent l’épreuve de cracher dans de l’eau, afin de mettre le médecin à portée d’examiner plus facilement l’excrétion, & d’en tirer les indices néceffaires. Au furplus, je ne me fuis appefanti fur cet article, que pour démontrer que l’enfoncement des crachats dans l’eau n’eft nullement un figne infaillible de leur qualité purulente. La preuve la moins équivoque fur laquelle on puiffe affeoir un jugement en pareil cas, eft celle qui nous eft fournie par l’infpection & l’odeur : un œil obfervateur reconnaîtra fans peine fi la matière eft purulente ou non ; & l’odorat exercé ne se trompera jamais sur sa qualité putride (19).

L'exhalaison de putridité qui se développe dans les crachats par le pro-

------

(19) L'Auteur de ces Recherches paraît entièrement d'accord avec Lieutaud & autres gens de l'art qui ont écrit sur l'équivoque qui existe dans les moyens de reconnaître positivement la purulence des crachats par le procédé de l'eau. Celui du feu qu'il indique, & dont l'usage est connu en France, peut être moins incertain ; mais il exige une expérience & un tact qui doivent nécessairement nuire à son infaillibilité. Quoi qu'il en soit, voici le résultat d'une découverte intéressante faite récemment, à ce sujet, par feu M. C. Darvin, & rapporté, dans ces termes, par le docteur Temple, dans sa Pratique de Médecine, page 175, imprimée à Londres en 1792. « Faites dissoudre la matière expectorée, soit dans » l'acide vitriolique, soit dans l'alkali caustique *, & » ajoutez-y de l'eau pure. S'il se fait un précipité » parfait dans chacune de ces solutions, c'est un signe » certain de la présence du pus. Si, au contraire, la » précipitation n'a lieu dans aucune d'elles, alors on » peut être sûr que la matière n'est que muqueuse ». Mais je dois observer que pour être plus assuré du résultat de ces diverses expériences, il convient nécessairement d'employer de la matière expectorée pendant la nuit ou dans la matinée, avant que le malade ait mangé ; car dans le cours de la journée, sur-tout après les repas, les crachats contiennent tellement de *mucus*, & souvent si peu de pus, qu'on pourrait facilement être induit à erreur.

* Lixivium causticum.

cédé

cédé du feu, eft le figne le plus affuré de l'ulcération du poumon ; elle
dénote auffi le mélange de quelques
particules fanguines & de folides en
putréfaction. Quant au produit de
l'exfudation inflammatoire, *per fe*,
nous avons déjà obfervé que cette
humeur ne répandait au feu aucune
exhalaifon de putrefcence. Mais fi
elle eft mêlée avec d'autres fubftances
putrides, il s'en dégage alors une
odeur particulière, qui eft extrêmement défagréable.

On agite beaucoup, dans les éco-
les de médecine, la queftion de favoir fi la Confomption pulmonaire eft
effentiellement, ou non, une maladie contagieufe (20). Les uns main-

----

(20) Cette diftinction entre l'efpèce de pulmonie
contagieufe par effence, & celle qui n'eft pas fujette
à fe communiquer, eft peut-être la définition la plus
fimple qui ait paru, & la plus propre à réfoudre la
queftion importante fur la communicabilité du virus
tabifique. Le plus grand nombre des médecins eft pour
l'affirmative ; l'illuftre Lieùtaud, entre autres, ne fait
aucune difficulté d'admettre la pulmonie comme
effentiellement contagieufe entre les perfonnes d'un

tiennent l'affirmative ; d'autres soutiennent l'opinion contraire. On a désigné cette affection pour être uniquement un état de purulence qui affecte le poumon. Cette définition, quoique exacte en général, relativement à la question que nous discutons, n'est cependant pas sans équivoque, sur-tout depuis qu'on a découvert qu'il pouvait exister un écoulement purulent sans la moindre rupture des solides dans l'économie animale.

---

même sang ; mais, par une distinction qui est particulière, il met en problême de savoir si la contagion peut s'étendre du mari à la femme, *& vice versâ.* Quant à Van-Swieten, il était tellement persuadé de cette qualité contagieuse dans tous les cas de pulmonie, qu'il a poussé, j'ose le dire, son opinion jusqu'au degré du merveilleux ; on en jugera par le passage suivant, tiré de ses commentaires sur les aphorismes de Boerhaave, livre 4 : *Quin imo, licet tantus sputorum fœtor non adsit, mali tamen quid ab habitu deploratorum Phtisicorum metuendum videtur : dum ultima oscula uxor phtisica moribunda fixerat mariti mento, posteà totus ille locus glaber mansit, licet densa barba cresceret in omni ambitu : cæterum tamen nihil mali optimus ille vir indè passus fuit, & plures annos supervixit absque ullo male affecti pulmonis indicio.*

Si le pus expectoré est uniquement le résultat d'une *exsudation inflammatoire*, il n'existe alors aucun mélange de matières putrides, ni solution de continuité, ni ulcération au poumon ; & dans cet état, je pense que la maladie n'est nullement contagieuse.

Mais lorsque le poumon est ulcéré & que le pus en provenant, se trouve imprégné de miasmes putrides, la maladie doit, pour lors, être vraiment susceptible de contagion ; car les émanations qui résultent de la déperdition de substances, en s'attachant au corps d'une personne saine, peuvent y produire l'effet d'un ferment septique.

Passons actuellement à la description des symptomes du dernier degré de la Consomption pulmonaire, qu'on peut envisager comme les avant-coureurs de la destruction prochaine de la machine animale. Le corps s'émacie entièrement, les jambes & les pieds enflent, les yeux s'enfoncent dans leur orbite & se ternissent ; une faiblesse extrême accompagne un pouls très-vif & fort irrégulier ; la diarrhée colliquative, des sueurs abondantes, froides & visqueuses surviennent, & affaiblissent le malade au point de détruire graduellement son existence ; l'expectoration diminue ou cesse entièrement ; l'oppression de poitrine devient suffocante ; tous ces symptomes, en un mot, sont suivis d'une anxiété mortelle qui termine, à la fin, les jours du malade.

Chacun de ces symptomes est la conséquence naturelle d'une débilité excessive & de l'atonie extrême qui règne dans l'action des fibres musculaires. On sait qu'il est besoin d'un certain degré de tension dans les solides pour aider à leur vibration, de manière à ce qu'ils puissent agir avec l'énergie convenable sur les différens fluides qui circulent dans leurs cavités. Mais l'équilibre nécessaire entre les solides & les fluides venant à se rompre, ceux-ci deviennent alors ftagnans, & forment des enflures & des épanchemens dans les parties les plus éloignées du cœur.

Il eft conftant que c'eft la graiffe dans les membranes cellulaires qui donne de la plénitude au corps, & qui en arrondit les formes. Mais dès que cette fubftance eft diffipée, les fibres mufculaires fe deffèchent, & la peau qui les recouvre colle fur les os & les mufcles, de manière à produire cette apparence hideufe que préfente le dernier degré de l'hecti-fie, & qu'en termes de l'art on nomme *facies hippocratica*.

La fibre du corps animal eft conftamment affaiblie par chaque effort extraordinaire de fon action; & les parties les plus fufceptibles de fpafme ou de douleur font toujours les plus expofées à éprouver, proportionnellement au degré de fenfibité dont elles font douées, les effets de la fecouffe. Ce fait peut s'obferver à l'égard des affections hyftériques & fpafmodiques, ainfi que dans les parties qui ont été récemment affectées de goutte ou de rhumatisme. La fibre animale reffemble, à cet égard, à une corde élaftique d'inftrument de mufique, qui, après avoir été tendue le plus fortement poffible, ne produit plus que des vibrations imparfaites : l'artifte le plus expert ne faurait alors en tirer un fon jufte, jufqu'à ce que la corde ait repris le propre degré de tenfion qui convient à fon élafticité.

Nous venons donc d'établir l'indifpenfabilité d'un équilibre parfait entre les folides & les fluides ; ou entre les parties contenantes & les parties contenues, afin que la fibre animée puiffe agir avec un degré convenable de puiffance & d'énergie. C'eft effectivement ce défaut d'équilibre qui produit l'état de faibleffe dont les évacuations exceffives de toute efpèce font toujours fuivies : une fueur abondante, des felles plus copieufes & plus fréquentes qu'à l'ordinaire, caufent fouvent des fymptomes alarmans de débilité dans des conftitutions très-irritables, ou dans lefquelles les forces vitales ont été affaiblies par des maladies précédentes.

On voit cependant des confomptionnaires chez lefquels l'extrême faibleffe ne faurait être attribuée à aucune des caufes dont il vient d'être fait mention. La douleur qu'ils éprouvent eft peu confidérable ; ils ne font point affectés de fpafme, & leurs évacuations ne vont pas au-delà de la proportion ordinaire. Alors on ne peut attribuer l'état de débilité où fe trouvent ces malades, qu'à l'effet fédatif de l'acrimonie feptique qui affecte l'habitude entière, & qui femble affoupir l'action nerveufe, ainfi que cela s'obferve dans le *Syno-.cus*, le *Typhus*, & autres maladies de l'efpèce putride.

Dans cet état de faibleffe extrême, l'action des fibres étant impuiffante, le cœur devient incapable de repouffer une quantité fuffifante de fang dans les artères; de-là la faiblesse & l'irrégularité du pouls. Par la même raison, le sang ne peut procurer au cerveau le degré de tension convenable à ce viscère. Ceci, joint à l'effet sédatif de l'acrimonie septique, donne lieu à la *typhomanie* ou à cette sorte de délire comateux, dans lequel le malade assoupi prononce sourdement des mots mal-articulés; & lorsqu'on lui parle il répond pertinemment, mais il retombe aussitôt dans le même état de stupeur. Ce délire obscur précède ordinairement de peu de jours, la mort du malade.

La dissolution des fluides & le relâchement général causés par l'inertie du système nerveux, donnent lieu à la diarrhée ainsi qu'aux sueurs colliquatives, d'autant plus abondantes, que l'atonie des vaisseaux permet aux fluides vitaux de s'échapper.

> . . . . *incertus ibidem*
> *Sudor, & ille quidem morituris frigidus.*
> VIRG.

Enfin le cœur, incapable de re-pousser le sang artériel, & son action devenant de plus en plus languissan-te, il en résulte une stase de ce fluide dans les principaux organes de la vie „ qui délivre le malade d'une longue série d'ennuyeuses & cruelles souffrances, en lui causant la mort.

Après les détails circonstanciés que je viens de donner sur les symptomes de la Consomption pulmonaire aban-donnée à la nature seule, & sans l'aide d'aucun secours de l'art, je vais m'occuper de sa partie curative, qui sera précédée de quelques éclaircisse-mens relatifs à la division des espèces de cette cruelle maladie. Heureux si mes réflexions, en jettant un nouveau jour sur 'un sujet d'une telle impor-tance, peuvent, dans quelque occa-sion, concourir au bien de l'huma-nité souffrante.

CHAPITRE IV.

Des différentes espèces de Consomption pulmonaire.

ON conviendra que la pratique généralement adoptée jusqu'ici, ne fait aucune distinction des espèces très-différentes de cette maladie. Il ne faut pas non plus se dissimuler que, faute de cette distinction, son traitement n'est fondé que sur une routine constante, aveugle, & trop souvent préjudiciable aux malades. Cependant, si l'on est vraiment animé du desir sincère de leur guérison, on sentira qu'il est indispensable de faire céder à ce devoir important tout sentiment étranger. Quelle peut être, en effet, l'intention de ces praticiens, qui administrent indistinctement les gommes échauffantes & les huiles essentielles à des sujets attaqués d'une

fièvre ardente, ou affectés d'une inflammation locale, dans des cas en
un mot où le fyftême vafculaire eft
dans l'état le plus évident d'irritation ? Je ne puis me perfuader qu'on
parle férieufement, en alléguant que
l'effet de ces médicamens doit être
de confolider & de guérir les ulcères
internes, par la raifon qu'ils procu-
rent une digeftion falutaire dans les
plaies extérieures. Je n'ai qu'un feul
argument à oppofer à cette affertion :
comment ces remèdes peuvent-ils
remplir l'indication qu'on leur fup-
pofe, lorfqu'il n'y a ni plaie ni ulcère à guérir (21) ?

Je puis dire avoir vu adminiftrer, à
forte dofe, l'huile éthérée de téré-
benthine à un malade attaqué d'une
Phthifie inflammatoire, le pouls du-

---

(21) Qu'il me foit permis de donner le même
argument à réfoudre à ces partifans fyftématiques
des gommes & des réfines ardentes, qui adminif-
trent ces médicamens comme vulnéraires & déterfifs
dans toute efpèce de gonorrhées, & indifféremment
dans tous les périodes de la maladie.

quel battait rarement au-dessous du nombre de 1 20 pulsations par minute; & qui, en outre, éprouvait un violent point de côté & une ardeur brûlante dans toute l'habitude : le même abus se renouvelle journellement à l'égard de l'emploi des baumes & des résines d'une nature stimulante.

J'ose cependant espérer que l'exemple de quelques médecins d'un mérite éminent, qui se sont élevés au-dessus d'une routine si préjudiciable, étendra progressivement son influence ; qu'elle dissipera peu à peu le brouillard du préjugé, & fixera plus particulièrement l'attention des praticiens sur le véritable état du corps dans les maladies. Par ce moyen, celle qui fait le sujet de ces Recherches cessera d'être plus long-temps un opprobre national.

Quelques auteurs modernes ont cru qu'il suffisait, dans la pratique, de diviser la Phthisie pulmonaire en deux espèces : *Phthisis sicca*, & *mucosa* ; mais je crois cette distinction auffi vague qu'elle eft inexacte ; je la confidère même comme tendante à introduire un certain degré de confufion entre le diagnoftic & la cure. Je tâcherai donc de démontrer que cette divifion eft fufceptible d'un mode d'arrangement infiniment plus convenable.

Mes diverfes obfervations, & les expériences que j'ai réitérées fur les différentes fortes de matières expectorées dans la Confomption pulmonaire, m'ont convaincu qu'il exiftait effentiellement deux maladies de cette nature, abfolument diftinctes l'une de l'autre dans leurs caufes, leurs fymptomes & leur cure : l'une qui tient fimplement à la diathèfe inflammatoire ; l'autre qui dérive de l'état ulcéreux du poumon : c'eft ce que j'établirai dans le cours de cet ouvrage.

Au refte, mon but étant d'y traiter feulement des efpèces de Phthifie pulmonaire idiopatiques, je pafferai fous filence celles qui font purement symptomatiques, & dépendantes, soit d'un vice scorbutique ou vénérien, soit d'autres affections dans lesquelles l'effet ne peut cesser qu'après que la cause a été détruite.

CHAPITRE V.

De la Phthisie, ou Consomption pulmonaire inflammatoire.

CETTE espèce est ordinairement la suite de rhumes négligés, & tient le plus souvent à une disposition constitutionnelle. Elle se manifeste d'abord par une toux sèche & incommode, qui continue pour l'ordinaire longtemps sans qu'il survienne d'autres accidens plus alarmans. Le malade éprouve ensuite dans certaines parties de la poitrine des douleurs aiguës, vagues & lancinantes ; lesquelles sont aggravées par les secousses de la toux, ou dans l'instant

des infpirations profondes, particulièrement après un mouvement extraordinaire. Il reffent auffi des palpitations de cœur, mais qui font de
peu de durée. Ces défordres règnent
fouvent pendant plufieurs mois fans
que le malade perde fon appétit ni
que fa foif augmente. De plus, en
examinant fa langue, on apperçoit
qu'elle eft blanche & chargée d'un
limon vifqueux. La refpiration eft ardente, fur-tout le matin, & la vîteffe
du pouls excède de beaucoup celle
de l'état naturel.

Cependant, la toux augmente,
principalement vers le matin ; la douleur à la région de la poitrine devient
plus aiguë & plus conftante ; l'appétit
commence alors à décliner, fur-tout
pour les préparations de viandes ; &,
fans être beaucoup altéré, le malade
éprouve de l'ardeur & de la féchereffe à la bouche. Il furvient auffi
dans la nuit des infomnies, en partie
caufées par la toux, & par une ardeur
fébrile qui eft rarement fuivie d'une

fueur générale ; il s'en manifefte feulement vers le commencement du jour, à la tête & fur le devant de la poitrine, tandis que les pieds & les mains font fecs & brûlans. La peau de toute l'habitude du corps eft également fèche d'une manière remarquable, & fa fuperficie paraît être d'une nature furfuracée ; fymptome qui, d'après une obfervation attentivement fuivie, m'a paru être propre à cette efpèce particulière de Confomption.

Le pouls devient alors fenfiblement vif & tendu ; fes pulfations vont à-peu-près de 90 à 100 dans le moment le plus calme de la fièvre, & le foir il bat jufqu'à 120 fois par minute. Le malade fe plaint de maux de tête qui, quelquefois, font fuccédés par le faignement de nez (22),

---

(22) Il paffe pour conftant que ces faignemens de nez prolongent la vie du malade, à moins que l'hémorrhagie ne fut une fuite directe de la diffolution du fang.

mais

mais prefque jamais en grande quantité. L'urine eft généralement peu altérée, fur-tout celle de la journée ; celle de la nuit eft ordinairement trouble, & dépofe un fédiment blanc & rare. Le malade éprouve encore une efpèce de ferrement ou de contraction à la poitrine, qui l'empêche de refpirer auffi librement que dans l'état de fanté, fans cependant lui caufer précifément de douleur. L'air qu'il refpire n'eft imprégné d'aucuns miafmes de corruption, & il ne fent à la bouche nul rapport d'odeur putride. La matière expectorée eft ordinairement peu abondante ; elle offre la confiftance d'un flegme muqueux. Quelquefois elle eft écumeufe, d'autres fois elle eft plus épaiffe, mais rarement elle eft purulente dans cet état de la maladie. Elle n'exhale auffi aucune fétidité, fon goût eft feulement fade & douceâtre. Enfin, comme étant le feul produit de *l'exfudation inflammatoire*, lorfque cette humeur eft pofée fur des charbons

H

ardens, elle développe l'odeur qui lui eſt propre, & dont nous avons déjà parlé. Au reſte, tous ces ſymptomes continuent ſouvent pendant pluſieurs mois ſans accroiſſement ſenſible ; de manière qu'à moins que le malade ne ſoit extrêmement débile & émacié, il eſt poſſible qu'un obſervateur ſuperficiel n'appercevant pas de danger à cet état, porte ſon pronoſtic en conſéquence.

Il arrive fréquemment que la maladie continue ſa marche de cette manière, ſans la ſurvenance d'autres accidens que de ceux qui ſont inhérens à la faibleſſe exceſſive ; & le malade, maigre comme un ſquélette, périt enfin par excès de maraſme. Chez d'autres ſujets, les ſymptomes violens d'une diathèſe inflammatoire ſe font conſtamment remarquer pendant le cours de la maladie ; mais il eſt plus ordinaire, dans cette ſorte de Conſomption, de voir la rupture d'un vaiſſeau ſanguin, & la ſuppuration qui en eſt une ſuite, donner lieu à la Phthisie ulcéreuse de l'espèce dont il sera question dans les chapitres suivans.

Chaque symptome de la Phthisie inflammatoire dénote un accroissement dans l'action du systême artériel, qui est produit par l'irritation morbifique des fibres musculaires. Quelquefois les signes très-marqués d'une inflammation locale se prolongent jusqu'au dernier période de la maladie, & paraissent provenir d'une cause inhérente à la constitution du sujet ; peut-être aussi d'un principe d'irritabilité dans le systême artériel, occasionnée par une disposition stimulante qui est propre aux fluides, même en état de santé.

Mais en général ce sont les symptomes d'une inflammation locale, ainsi que ceux de la diathèse inflammaroire, qui se font le plus remarquer. Cet état est évidemment démontré par la violence & la durée des points de côté, par un pouls vif & dur, par l'oppression de poitrine, là difficulté de respirer, la douleur de tête, par la soif, la chaleur de la peau & l'ardeur des urines. Quant au sang, il a toujours, dans cette maladie, une qualité visqueuse, qui augmente en proportion de l'intensité de l'inflammation.

D'après ces circonstances, on doit sentir l'impropriété, le danger même qu'il y a d'administrer en pareil cas des remèdes capables d'augmenter la chaleur & l'irritation. Il est temps enfin d'ouvrir les yeux sur la pratique abusive qui a lieu depuis si long-temps à cet égard. Non-seulement le bien de l'espèce humaine, mais même l'honneur de l'art, invoquent puissamment la proscription de ces médicamens incendiaires, tels que les baumes de copahu, d'opobalsum, de benjoin, la gomme ammoniaque, le gayac, la myrrhe, le styrax, l'oliban, & autres préparations ardentes de ce genre. Je suis si intimement persuadé que ces drogues ont été la cause immédiate de la destruction d'un grand nombre d'individus, que je ferais plutôt tenté de les exclure totalement de la pratique, en les confidérant comme de véritables poifons, que de les admettre en qualité de remèdes dans la Confomption pulmonaire.

Malgré ma conviction perfonnelle, je n'aurais cependant pas pris fur moi de combattre ouvertement une pratique auffi généralement admife & fi profondément enracinée, fi mon opinion n'était étayée de l'approbation du docteur Fothergill, dont la haute réputation en médecine ne peut manquer d'offrir une autorité (23) fuffifante pour le fuccès d'une pareille entreprife de ma part.

---

(23) J'ajouterai aux autorités citées celle du célébre Tiffot et du Docteur Buchan, Médecin Anglais, fi juftement en haute réputation par le mérite de fa *Médecine domeftique*. Ces Auteurs difent qu'on a coutume de furcharger « l'eftomac des malades par des » remèdes huileux & balfamiques; mais que ces dro- » gues, bien loin de détruire la caufe de la pulmonie, » ne font que lui donner plus de force en échauf- » fant le fang, qu'elles retardent la guérifon & ren- » dent mortelle une maladie qui eft curable.

H 3

Je réclame aussi, en faveur de mon opinion, celle de Sir John Pringle, qui s'explique en ces termes dans ses observations sur les maladies des armées * : « depuis la dernière édition » de cet ouvrage, j'ai été si souvent » trompé dans l'attente des succès » de pareils baumes, que je les ai mis » entièrement à l'écart ».

CHAPITRE VI.

De la cure de la Consomption inflammatoire.

AVANT d'entamer le traité sur la cure de l'espèce de Consomption qui est accompagnée d'une inflammation locale au poumon, & d'une diathèse générale inflammatoire, je me per-

---

* *Voyez* Pringle, Observations sur les maladies des armées, l'an 1793, *in-8°.* chez Théophile Barrois, quai des Augustins, n°. 18.

mettrai quelques obfervations préli-
minaires fur celle qui dérive effentiellement d'une irritabilité contre
nature du fyftême artériel. J'invoque
d'avance l'indulgence de mes lecteurs à l'égard de ces conjectures,
comme auffi relativement à mes réflexions fur les autres fortes de cette
maladie. Ce qu'il y a de certain,
c'eft que je puis affurer avoir rencon-
tré plufieurs fois des cas de Confomption pulmonaire qui exiftaient
fans aucune apparence d'inflammation locale ni de folution de continuité à la fubftance du poumon (24);

---

(24) Ne ferait-ce pas là cette maladie que nous
connaiffons fous le titre de *Pulmonie fèche*, autrement
Confomption Anglaife ? affection heureufement auffi
rare en France , qu'elle eft funefte à ceux qui en
font atteints. Son caractère eft de miner effentiellement les principes de la vie en defféchant & flé-
triffant, par degrés, l'organe du poumon , fans qu'il
foit ulcéré ni entamé d'aucune manière. Les malades
ont une fièvre lente , dont les exacerbations font peu
fenfibles. Leur langue eft belle , l'appétit & le fommeil
font peu altérés, il n'exifte prefque point de toux ; les
malades ne crachent pas ; mais ils vomiffent , fans
effort , les alimens peu de temps après les avoir
pris. Leurs felles ne préfentent rien de purulent,

& dans lesquels le patient dépérissait graduellement, sans autre incommodité que celle d'une toux importune qui était suivie d'une très-médiocre expectoration, seulement formée de *mucus* ordinaire. J'ai remarqué en outre que le malade, plongé dans l'insouciance & l'apathie, éprouvait un sentiment d'oppression & d'embarras à la poitrine, qui était beaucoup augmenté par le mouvement, & qui donnait lieu à de légères palpitations de cœur. Cet état est aussi marqué par une aversion étonnante pour tout ce qui est capable de troubler le repos du corps ; de sorte que le malade qui, auparavant cette affection, offrait l'heureuse disposition d'une gaieté naturellement vive, devient tout-à-coup taciturne & sédentaire. Le pouls est toujours fébrile, & pendant l'exacerbation du soir, il fait rare-

---

& sont dures & rares, jusqu'au moment où la diarrhée colliquative se manifeste. Enfin les patiens succombent, après avoir successivement passé par tous les degrés du marasme.

ment fentir au-deffous de cent pulfations par minute ; fouvent même elles
excèdent ce nombre. Les urines de la
première partie de la journée font
fort peu altérées ; dans les autres
temps elles dépofent un fédiment
trouble & blanchâtre ; le ventre eft
entièrement conftipé ; la peau préfente beaucoup de féchereffe, & la
fueur fe manifefte très-rarement. La
langue eft blanche, & la refpiration
laborieufe, quoique d'ailleurs l'air
expectoré foit infiniment doux. Au
furplus, ces fymptomes fe foutien-
nent pendant plufieurs mois fans apparence de foif ardente, ni de perte
fenfible d'appétit ; mais le malade
amaigrit à vue d'œil, & s'affaiblit
d'une manière alarmante.

On pourra peut-être confidérer
ces fymptomes feulement comme inhérens au premier degré de la Confomption pulmonaire ; ils peuvent
auffi indiquer l'exiftence d'une inflammation locale, qui augmente toujours jufqu'à un certain point avant la

mort du patient ; mais comme cet état de la madie exige un traitement différent de celui qui eſt requis lorſque la diathèſe inflammatoire eſt plus apparente , je penſe qu'il eſt très-important d'en marquer ici la différence.

L'opinion que je me ſuis formée à l'égard de cette eſpèce d'affection pulmonaire, en la conſidérant uniquement-comme une conſéquence directe de l'irritabilité du cœur & du ſyſtême artériel, m'a mis à portée de guérir cette maladie chez des ſujets qui n'avaient retiré aucun avantage du traitement uſité en pareil cas, ni des ſaignées réitérées, non plus que des pectoraux. Ce n'eſt point à titre d'oſtentation que je rappelle ces ſuccès ; mais je le fais avec cette humilité qui convient à un inſtrument des bienfaits de la Providence.

Les remèdes dont je me ſuis ſervi en pareil cas, ſont les antiſpaſmodiques & ceux de nature ſédative, tels que le quinquina, les acides minéraux & les véficatoires. L'application, fur-tout de ces derniers, a prefque toujours été fuivie d'un foulagement très - prompt ; je les ai conftamment pofés avec avantage fur la partie de la poitrine où les malades fentent le plus d'embarras & d'oppreffion. Ce qui a ordinairement lieu aux environs du *fternum*.

Le meilleur remède interne qu'on puiffe auffi adminiftrer, eft une forte décoction, ou infufion de quinquina uni à une quantité proportionnée d'elixir acide de vitriol, donnée à des intervalles convenables.

La viande & le bouillon de fubftances animales étant contraires à cet état, il eft à propos que le malade fe nourriffe uniquement de végétaux. Quant à la boiffon, celle d'eau froide eft la feule appropriée dans la circonftance. Je donne d'ailleurs pour confeil très - important, que ce traitement aura peu ou point d'effet s'il n'eft exactement d'accord avec le régime qui vient d'être indiqué.

J'ajouterai encore que l'usage des remèdes doit être favorisé par la pureté de l'air & par le repos du corps. On aura sur-tout grande attention de ne pas monter des hauteurs escarpées, de ne point courir ni marcher trop vîte, ni de s'incliner trop fréquemment le corps.

Au surplus, si l'on a été assez heureux pour éloigner la maladie, le moyen d'éviter une rechûte est d'observer, pendant quelque temps, un régime pareil à celui que je viens de prescrire ; & l'on prendra en même temps, deux fois par jour, vingt gouttes d'élixir acide vitriolique délayées dans un verre d'eau froide. J'ai connu des pulmoniques de l'espèce en question, qui, après avoir continué l'usage de cette boisson pendant plusieurs mois, & s'être entièrement abstenus de substances animales, avaient récupéré une santé aussi parfaite qu'inattendue.

Cette digression étant terminée, nous allons actuellement parler de la

Confomption pulmonaire aiguë, laquelle étant toujours accompagnée de diathèfe inflammatoire, exige une méthode curative toute différente de celle que nous venons de recommander.

La guérifon de cette efpèce de Confomption doit avoir pour but, 1°. de diminuer la tenfion & l'irritabilité du fyftême artériel ; 2°. de détruire l'inflammation locale ; 3°. enfin, de procurer une détermination du fluide vital à la furface du corps.

La tenfion du fyftême artériel eft fenfiblement diminuée par l'effet de la faignée ; moyen fi effentiellement néceffaire dans cette affeétion vive, qu'il eft prefque impoffible d'y fuppléer autrement. La vifcofité du fang, l'oppreffion de poitrine, la difficulté de refpirer (25), l'accroiffement de

---

(25) M. Jeannet Deflongrois, Doéteur-Régent de la Faculté de Médecine de Paris, dans un Traité qu'il a publié fur la Pulmonie, offre, comme un moyen de rendre momentanément la refpiration plus libre & moins laborieufe, celui de ferrer fortement les

la douleur & la force du pouls dénotent aſſez le beſoin urgent de tirer du ſang dans une quantité ſuffiſante.

L'inflammation locale ſe diſſipe par l'application des véſicatoires, & par une inſufflation de vapeurs chaudes & émollientes dans les poumons, que les malades peuvent également humer à travers le tube d'un entonnoir renverſé, ou par tout autre procédé équivalent (26). La vapeur d'eau d'orge, de guimauve, ou la décoction d'eſpèces pectorales, fréquem-

---

jarretières du malade. Cet Auteur déduit en même tems les cauſes phyſiques de l'avantage de ce procédé, fort ſimple en lui-même, & qui n'entraîne aucun inconvénient.

(26) Il eſt infiniment plus avantageux & plus commode de ſe ſervir, pour cette opération, de l'inſtrument ingénieux connu dans ce pays-ci ſous le nom *d'inhaler*, ce qui équivaut en Français au mot *inſpiratoire*, & dont ont eſt redevable au Docteur Mudge, auteur d'un ouvrage ſur la toux catarrhale, duquel il a déja été queſtion ſous le n°. 17 de ces notes. Je fournis, à la fin de cette traduction, la planche figurative de cet inſtrument, avec les détails néceſſaires à ſon uſage, qui eſt très-communément employé en Angleterre. Il ſe vend à Paris, chez Mineau, rue des Frondeurs-S.-Honoré. On peut,

ment infpirée, produit un bon effet en lubrifiant les membranes affec-tées, & en détruifant la conftriction des parties enflammées; mais celles qui font ardentes ou ftimulantes, comme l'éther, la fumée de benjoin, &c. peuvent devenir extrêmement dangereufes.

A l'égard des véficatoires, on les applique ordinairement entre les deux épaules; mais lorfqu'il s'agit de dé-truire une douleur locale, leur effet eft beaucoup plus affuré en les rap-prochant auffi près qu'il eft poffible de la partie affectée, en quelque lieu de la poitrine que ce puiffe être. Je puis dire avoir vu ce procédé faire ceffer, en peu d'heures, des douleurs & des toux opiniâtres qui avaient ré-fifté à des faignées réitérées (27).

---

au refte, confulter la traduction de la Médecine do-meftique du Dr. Buchan, par M. Duplanil, Méde-cin, qui s'étend de la manière la plus fatisfaifante fur les avantages de l'infpiratoire & les moyens de s'en fervir.

(27) L'ouverture d'un féton ou d'un large cautère a fouvent produit l'effet le plus avantageux dans cette

L'état de constriction qui règne à
la surface du corps, cède communément à l'emploi des sels neutres & à

---

maladie. Voici ce qu'en dit M. Mudge, dans l'ouvrage que je viens de citer sous la note précédente.
« Non-seulement (dit cet Auteur) j'ai vu beaucoup
» de circonstances où le cautère entre les deux
» épaules, avait produit un grand bien ; mais j'en ai
» éprouvé sur moi-même le succès le plus sensible.
» Par suite d'une constitution originairement faible,
» & d'une disposition tendante évidemment à la
» Phthisie, je fus saisi d'une affection grave au pou-
» mon, caractérisée par une toux sèche & importune,
» par un sentiment d'oppression & des points doulou-
» reux à la poitrine ; enfin, par un crachement de
» sang qui fut suivi de la fièvre hectique. J'éprouvais,
» en outre, après les repas, une ardeur brûlante dans
» la paume des mains & à la plante des pieds ; j'étais,
» en un mot, réduit à un état de maigreur & d'épui-
» sement extrêmes.

« Après un grand nombre de saignées, un long
» usage des eaux de Bristol à leur source même, &
» l'emploi du quinquina, ainsi que de différentes
» espèces de baumes & de résines, moyens qui furent
» tous insuffisans, on se décida à m'ouvrir entre les
» deux épaules, à l'aide du caustique, un cautère
» d'environ trois pouces de diamètre, dans lequel
» on plaça quarante ou cinquante pois. Dès que
» l'escarre fut tombée & que l'écoulement se fut
» établi, j'éprouvai aussi-tôt un soulagement mar-
» qué : l'irritation locale au poumon se dissipa, les
» points douloureux disparurent ; enfin, au moyen
» de la suppuration qu'on eut soin de prolonger pen-

l'usage

l'ufage des émétiques (28 pris à petite
dofe, de manière à ne caufer que de
légeres naufées fans vomiffement. Les
boiffons chaudes & délayantes prifes
en grande abondance, rempliffent également le même but.

» dant quelques mois, tous les accidens ceffèrent,
» & n'ont plus reparu depuis » Voyez, au furplus, ce qui eft dit à la note 57 de l'application des
véficatoires, qui pourrait également être d'une grande
reffource dans un état pareil

(28) Un Médecin anglais (Thomas Reid) dans
un ouvrage intéreffant, quoique des plus fyftématiques, publé à Londres en 1782, fur la Phthfie
pulmonaire, indique l'ufage des émétiques, particulièrement de l'ipécacuanha, à dofes graduées & fouvent réitérées, comme un véritable fpécifique à cette
cruelle maladie, dans fes premères époques. On eft
d'autant plus porté à partager ce fentiment, que dans
différentes affections de la poitrine, telles que le
rhume invétéré, le catarrhe, l'afthme, &c. les
émétiques fagement adminiftrés offrent un remède
d'une fûre & prompte efficacité. J'ajouterai de plus
que j'ai retiré de ce moyen un fuccès marqué dans
la Phthifie pulmonaire naiffante, qui n'était point
accompagnée de crachats fanguinolens. Cependant
l'expérience ne m'a pas encore donné le droit de
prononcer fur le degré de confiance que mérite ce
traitement dans les degrés plus avancés de la maladie.
Je dirai feulement que le nom de l'auteur qui propofe
ce moyen curatif & le but important qu'il a pour
objet, font plus que fuffifans pour en autorifer l'effai.

I

De tous les sels neutres, le nitre
& le sel ammoniac crud, spécialement lorsqu'ils sont combinés ensem-
ble, sont les plus efficaces ; mais il
faut en user largement quand les premières voies peuvent le supporter sans
inconvénient.

On peut ranger dans la seconde
classe les antimoniaux, notamment
le tartre émétique & l'ipécacuanha,
combinés avec l'opium, de manière
à ce que les intestins n'en soient trop
irrités. Ces vomitifs doivent être pris
à faible dose, & on doit les répéter
à des intervalles convenables, jusqu'à
ce que la dérivation à la peau se soit
effectuée. Enfin, l'action de ces remèdes sera aidée par des boissons
chaudes & délayantes, telles que
l'eau d'orge, l'infusion de fleurs de
sureau, le petit-lait, &c. qui favori-
sent doucement la transpiration sans
la forcer.

Ce traitement doit être continué
pendant le temps qui convient pour
entretenir une douce moiteur à la

peau, & jufqu'à ce que le pouls foit rétabli dans fon état naturel ; figne le moins équivoque du fuccès des remèdes ; c'eft pourquoi il eft intéreffant de s'affurer fréquemment de la fituation du pouls par le nombre de fes pulfations.

La nourriture fera peu abondante, fimple & choifie dans le règne végétal. Les mets de viande, ainfi que les liqueurs fpiritueufes ou fermentées, doivent être profcrits (29) ; le lait

---

(29) Le café eft également nuifible dans cette maladie, à caufe de l'acrimonie de fon huile amère & ardente qui, en irritant fortement la fibre, doit néceffairement augmenter l'action du fyftême vafculaire & enflammer le fang. Le thé n'y eft pas moins contraire, par l'effet qu'il a de relâcher les organes de l'eftomac & des inteftins, d'affaiblir les fucs digeftifs en les délayant continuellement, d'attaquer, à la longue, le genre nerveux, & d'épuifer fourdement les puiffances vitales. L'ufage habituellement exceffif qu'on fait de cette boiffon en Angleterre eft, de l'aveu même des médecins de cette contrée., une caufe certaine de la fréquence de la Confomption pulmonaire. Écoutons ce qu'un médecin de mes amis (le docteur Buchan, fils du célèbre médecin de ce nom) a écrit au fujet du thé, dans une thèfe qu'il a foutenue à l'Univerfité de Leyde, fur la Phthifie pulmonaire. En parlant des caufes qui difpofent à

(30), les panades, les boudings (31), les légumes & les fruits font les feuls alimens convenables à cet état. L'eau de fource , le petit-lait ou le lait de beurre, & l'eau de Briftol, qui eft

---

cette affection trop funefte , il s'exprime de cette manière : *Calidiores potiones , & longè præceteris , illam tam frequens , fed noftratibus , heu ! tam infefta confuetudo , theam & theiformes infufiones quam calidiffimas inhauriendi ; quibus , præter calorem perpetuo debilitantem , procul dubio ineft , faccharo etiam [nec adjuvat] celatum venenum aliquol , concoctionem cibi potiffimum impediens , & quafi ab origine robora corporis & vim vitæ immunuens.* Ce langage de la raifon eft celui de tous les médecins anglais * ; & cependant ils font les premiers à autorifer , par leur exemple , l'ufage abufif de cette boiffon pernicieufe.

(30) L'emploi du lait , comme moyen curatif dans la pulmonie , eft encore un de ces objets de difcuffion fur lequel les gens de l'art ne font point d'accord. En Angleterre , où la diète fortifiante a généralement prévalu fur le régime contraire , le lait eft peu d'ufage , fur-tout dans les maladies du genre de celle-ci ; & je ne crains pas de dire que je fuis affez poité à partager cette opinion. Le lait , nous n'en doutons pas , a fes vertus , foit comme aliment , foit comme remède ; mais ne ferait-il pas poffible que fa couleur analogue à celle du chyle , que fon goût doux & flatteur , que les qualités nutritives & balfamiques , en un mot , que nous attachons à cette

* Voyez le Traité du Docteur Lettfom , fur le thé , imprimé à Londres en 1772.

légèrement minérale, formeront alternativement, ou à son choix, la boisson du malade. Enfin, attendu que chaque reproduction d'un nou-

---

subſtance élémentaire, préparée par les mains de la nature pour l'eſtomac des jeunes animaux, nous euſſent peut-être fait trop illuſion en nous indu ſant à croire que, par cette analogie, le lait devait également convenir aux eſtomacs délabrés & infirmes? Si l'on conſidère le peu de rapports qui doit exiſter entre l'eſtomac tendre & délicat, mais bien conſtitué d'un enfant, & celui d'un adulte débile & languiſſant, dont les organes digeſtifs ſont uléѕ, ou ſe trouvent empâtés de ſucs viciés, acides, & de matières imparfaitement élaborées; ſi l'on veut, dis-je, ſe rappeller l'eſpèce de décompoſition que ſubit ce fluide avant de pouvoir ſe digérer, & faire attention au travail pénible que, dans cet état, il doit occaſionner à l'eſtomac d'un malade; enfin, pour peu qu'on réfléchiſſe ſur le principe de corruption qu'il doit communiquer à la maſſe des liquides qui, dans la pulmonie, marchent eux-mêmes à grands pas vers une corruption complète, combien ne trouvera-t-on pas de raiſons qui s'oppoſent à ce que le lait puiſſe jamais remplir les indications qu'on lui ſuppoſe dans la cure de la Phthiſie pulmonaire? Hyppocrate ne le permit jamais dans les ulcères du poumon; Hoffman ne l'ordonne point dans cette maladie; enfin, le ſavant Haller, dont l'autorité doit avoir quelque influence en médecine, nous dit, en parlant du lait: *eſt in lacte ſuum vitium. Debilitat adultum hominem, ut omnis vegetabilis victus ſolet, ventriculum obtundit. Alvum aliis nimis ſolvit,* veau chyle dans le sang y cause un certain degré de fermentation, qui excite souvent beaucoup d'anxiété chez la plupart des consomptionnaires, il est à propos d'obvier à cet inconvénient par une nourriture légère & peu substantielle.

Lorsque le malade est parvenu au point de sa guérison (ce qui se re-

---

stecat aliis, ablinitis intestinis, & in universum minus convenit iis hominibus quibus fibra debilis est & laxa. Finalement, pour ne rien laisser à desirer à mes lecteurs sur ce sujet, je ne saurais mieux faire que de les renvoyer aux savantes Observations de M Raulin, *sur les préjugés où l'on est à l'égard de l'usage du lait dans la pulmonie,* ouvrage au mérite duquel il serait difficile de rien ajouter.

(31) Le pouding est un des mets constitutifs de la cuisine anglaise, & qui se diversifie à l'infini. On ne peut guère comparer cette préparation qu'à certaines crêmes au riz & aux amandes qui sont employées sur nos tables en France, ou à cette sorte d'entre-mets que nous y nommons *œufs au lait.* Il est une autre espèce de pouding beaucoup plus commune, qui se compose avec une pâte grossière de riz cuit à l'eau, du beurre, du sel, & des graines de raisins ou de groseilles confites, & qu'on appelle *plumb pudding.* On doit sentir qu'une nourriture pareille ne serait nullement propre à des estomacs faibles ou malades.

connaît au retour du pouls à fon état naturel, à l'abfence des douleurs, à la ceſſation de la toux & à la quantité diminuée des crachats, devenus d'ailleurs moins vifqueux & fe rapprochant beaucoup du *mucus* ordinaire), la faibleſſe inhérente à cet état de convalefcence eſt bientôt diſſipée par l'exercice modéré du cheval, par le changement d'air, & par l'uſage du quinquina combiné avec les acides minéraux. Le convalefcent peut enfuite reprendre graduellement fon train de vie ordinaire, en évitant feulement les excès de tout genre.

On fera peut-être furpris de voir qu'il n'ait point été fait mention de loochs, ni d'autres remèdes huileux propres à calmer la toux. La vérité eſt que je ne les ordonne jamais, ayant toujours obfervé qu'ils étaient plutôt nuifibles que falutaires, par le dégoût qu'ils caufent à l'eſtomac en l'empâtant, & attendu leur aptitude à éloigner l'appétit. D'ailleurs, la toux ne ceſſe qu'avec la maladie; &

l'on peut seulement en appaiser la violence à l'aide des anodyns, des boissons chaudes & délayantes, ainsi que par de doux laxatifs.

CHAPITRE VII.

De la Phthisie, ou Consomption ulcéreuse.

CETTE espèce de maladie est la conséquence immédiate d'un état ulcéreux du poumon. La matière purulente qui découle de la plaie étant mêlée, par l'absorption, à la masse générale du sang, y produit une fermentation septique, qui se communique à toute l'habitude. C'est pourquoi cette maladie, d'une nature vraiment putride, doit être entièrement distinguée de l'espèce précédente, qui est purement inflammatoire.

Cette affection suppose, dans le principe, une rupture de quelque

vaisseau dans la subſtance du poumon, & par ſuite, une extravaſation
de ſang, qui eſt devenu ſtagnant dans
les interſtices & les cavités cellulaires
de ce viſcère. Ce fluide ainſi épanché, acquiert une qualité acrimo-
nieuſe ſi fortement putride & corro-
ſive, qu'il diſſout non-ſeulement les
parties avec leſquelles il eſt directement en contact, mais il détruit
encore le ſyſtême général auquel il a
communiqué par la voie de l'abſorption. Cette maladie eſt la ſuite la plus
directe de l'hémopthiſie.

Voici, au ſurplus, les ſymptomes
qui la caractériſent particulièrement.
Elle eſt toujours accompagnée d'une
fièvre lente, dans le cours de laquelle
le malade éprouve des accès de friſſon
qui ſont ſuivis d'une chaleur brûlante,
& quelquefois d'une ſueur imparfaite,
ſans l'intermède du chaud. Le batte-
ment des artères excède communément le nombre de cent pulſations
par minute ; mais le pouls, quoique
vif et petit, eſt aſſez mollet. L'inten-

sité de la fièvre augmente considé-
rablement sur le soir, & la chaleur
devient excessive malgré la moiteur
générale de la peau. La langue est
sèche & la soif ardente. Les joues sont
empreintes d'une teinte cramoisie,
tandis que le reste du corps est extrêmement pâle : il survient aussi, pour
l'ordinaire, une sueur froide au front
& à la poitrine.

L'appétit du malade diminue progressivement, sur-tout pour les mets
de substances animales ; au lieu qu'il
desire avec ardeur les fruits aqueux
& les boissons acidules. Il éprouve,
de plus, des nausées habituelles &
de fréquens vomissemens après les
repas ; sa respiration, vive & laborieuse, est pour ainsi dire haletante.
Le souffle de son haleine exhale une
odeur infecte. Il se plaint de points
aigus & douloureux dans la région de
la poitrine ; la toux est violente &
presque continuelle. La matière des
crachats, plus ou moins copieuse, est
blanche ou jaune, sanieuse, sangui-

nolente, toujours putride & d'une odeur infupportable, fur-tout quand elle eft échauffée par le feu.

A cette époque la voix s'enroue ; quelquefois même elle s'éteint entièrement, & ne produit plus qu'un fon creux & rauque qui eft propre à cet état de la maladie. Le patient s'affaiblit & amaigrit à vue d'œil ; fon regard devient fixe, & l'éclat de fes yeux fe ternit au point que la conjonctive paraît d'une couleur de perle trouble. La peau eft fans ceffe tourmentée de démangeaifons importunes, qui font naître à fa furface des puftules rougeâtres & en grand nombre. Enfin, la diarrhée furvient avec des tranchées & des ténefmes cuifans ; & en examinant attentivement les felles du malade, on y découvre des parties purulentes qui exhalent une odeur cadavéreufe.

Souvent l'apparition des puftules dont nous venons de faire mention, trompe le praticien, & peut l'induire à confidérer ce fymptome comme dérivant d'une cause scorbutique. Alors le malade, séduit par cette illusion, se rend gaiement aux eaux minérales d'Harrowgate (32), dont les principes actifs & stimulans, détruisent bientôt sa frêle existence, s'il n'est prévenu à temps, par des avis judicieux, du danger qu'il y a d'user de ce remède dans une pareille situation.

Enfin, les pieds & les mains enflent ; la couleur du visage prend une teinte cadavéreuse ; la diarrhée colliquative augmente, & les tranchées ainsi que les ténesmes, deviennent insupportables ; les crachats se suppriment, & une sorte de délire obscur & de stupeur comateuse est le dernier avant-coureur d'une mort très-prochaine.

D'après ce que nous venons d'ex-

---

(32) Harrowgate est une petite ville d'Angleterre dans la province d'York, à 70 lieues de Londres. Les eaux minérales qu'elle fournit sont sulphureuses à un degré considérable ; & on les emploie avec succès dans les maladies de peau invétérées, ainsi que dans les affections scorbutiques.

poſer ſur les ſignes caractériſtiques &
ſucceſſifs de la Conſomption ulcéreuſe, on ne peut ſe faire illuſion ſur
l'évidence de la putridité dans cette
maladie. Chaque ſymptome indique
l'état de putreſcence où ſont les fluides, & décèle les effets du virus tabifique, dont la réabſorption entraîne
néceſſairement la deſtruction générale
du ſyſtême.

CHAPITRE VIII & dernier.

De la cure de la Conſomption ulcéreuſe.

Pour procéder avec juſteſſe à l'é-
gard de l'objet de ce chapitre, nous
devons conſidérer que cette maladie,
dans le fait, offre à la fois la compli-
cation d'une fièvre putride générale,
& d'un état ulcéreux du poumon. La
cauſe de la mort la plus immédiate
eſt ſans contredit la fièvre putride;
car il arrive que des pulmoniques vi-

vent plusieurs années avec l'organe du poumon dans un état beaucoup plus endommagé qu'on ne le trouve chez des sujets morts d'une phthisie décidément ulcéreuse. En conséquence, pour mettre à même d'obvier à cette affection, nous allons en former le principal sujet de notre attention dans la suite de cet ouvrage.

La cure de la fièvre hectique putride doit être tenté, 1°. en combattant le pouvoir sédatif de l'acrimonie septique; 2°. en cherchant à corriger & à adoucir la diathèse putride des humeurs.

La première indication se trouve remplie dans l'administration des remèdes qui ont la puissance d'augmenter & de soutenir la tension des fibres, sans leur causer aucun degré de stimulus ni d'irritation. On range dans cette classe les toniques, spécialement le quinquina & les acides minéraux, remèdes auxquels on peut ajouter l'action immédiate du froid.

Chacune des propriétés reconnues

au quinquina, démontre son importance dans la Consomption ulcéreuse,
& fait desirer que l'usage de cette
écorce soit plus généralement répandu
qu'il ne l'est dans la pratique ; mais
il ne sera cependant pas déplacé
d'observer que, bien loin d'en retirer
des avantages, on ressentira au contraire des effets pernicieux de ce remède, s'il est indiscrètement administré. On s'en servait beaucoup il
y a quelques années dans cette maladie ; mais faute de l'adapter aux
seules circonstances dans lesquelles il
peut convenir, on s'est apperçu qu'il
nuisait beaucoup aux malades, en les
échauffant & en augmentant chez eux
la difficulté de respirer.

Cet inconvénient ne doit être attribué qu'au peu d'attention du praticien à distinguer la différence essen-
tielle qui existe entre les diverses espèces de Consomptions, qu'on consi-
dérait, mal à propos, comme une
seule & même maladie, & qui étaient
traitées en conséquence. Lorsque ,

par l'effet d'un hasard heureux, le quinquina a été employé dans les cas de Consomption ulcéreuse, on en a toujours retiré de bons effets ; mais quand ce remède a été prescrit dans les cas où il y avait douleur violente & locale, & où la diathèse inflammatoire dominait, il est aisé de pressentir les suites funestes qui ont dû en résulter. Pour règle générale, on ne doit jamais user du quinquina toutes les fois qu'il y a inflammation considérable.

Nous avons également eu lieu d'observer qu'attendu l'état de faiblesse des premières voies dans les sujets affectés de cette sorte de maladie, le quinquina pris en substance avait rarement produit un effet avantageux (33) ; cette écorce est infiniment plus convenable en décoc-

---

(33) C'est aussi le sentiment du Docteur William May, dont j'ai déjà cité l'autorité & l'ouvrage. Ce Médecin dit que le quinquina pris en substance cause des nausées & un poids douloureux à la région

tion

tion ou en infusion ; & la formule suivante est celle qui m'a paru préférable à toute autre préparation.

℞ De quinquina pulvérisé. . . . . ℥ vj.
D'eau pure. . . . . ℔ ß.
Faites infuser à froid pendant huit heures, & filtrez la liqueur quand elle a reposé.
Ajoutez ensuite de l'infusion ci-dessus. ℥ jß.
De teinture de quinquina d'Huxham (34). ℥ j.
D'élixir vitriolique q. f. pour former cette dose qu'on prendra deux ou trois fois par jour.

épigastrique, & qu'il a vu plusieurs fois cette écorce rejettée, par l'effet de l'émétique, telle qu'on l'avait prise, si ce n'est qu'elle s'était formée en petites masses enduites d'un limon solide & visqueux. Du reste, j'ose croire, d'après les succès que j'en ai retirés dans les degrés avancés de la Phthisie pulmonaire, que c'est le plus puissant tonique & antiseptique qu'on puisse y employer. Je citerai même une fille âgée d'environ 25 ans, chez laquelle j'ai fait cesser une espèce de toux convulsive, en même tems que la fièvre lente accessoire, par le seul usage du quinquina uni à l'opium. Cette malade réunissait tous les symptomes d'une phthisie naissante, à l'hémopthisie près ; & d'après le résultat de mon traitement, je ne puis que croire que sa maladie était principalement due à un spasme nerveux dans la poitrine, occasionné par l'atonie des solides (*atonia gignit spasmum*, a dit Hoffman). Enfin il est probable que le quinquina a également agi dans cette circonstance, & comme fébrifuge, & comme antispasmodique.

(34) La teinture d'Huxham, remède fort en vogue

K

L'action du froid, en s'opposant à la putrefcence des humeurs du corps animal, eft tellement puiffante, qu'elle a fouvent, employée à un degré convenable, totalement prévenu la putréfaction. Le froid agit puiffamment comme tonique dans toutes les maladies putrides. Il fortifie le fyftême général ; il augmente les refforts de

---

en Angleterre, dans les cas où il s'agit de fortifier l'eftomac, & notamment pour combattre les fièvres intermittentes, n'eft autre chofe qu'une teinture de quinquina compofée, qui diffère peu de celle qui eft employée dans notre pharmacie. En voici la recette telle qu'elle eft inférée dans le nouveau difpenfaire de Londres, imprimé en 1789.

℞ De poudre de quinquina. . . . . ℥ ij
D'écorce d'orange fèche. . . . . ℥ jß
De racine de fenéka concaffée. . . . . . ʒ iij
De fafran oriental. . . . . ʒ j
De poudre de cochenille. . . . . Ə ij
D'efprit-de-vin. . . . . ℥ xx

Faites digérer pendant quatorze jours ; coulez enfuite cette teinture pour l'ufage.

J'ai employé avec fruit cette préparation dans la pulmonie ulcéreufe, lorfque l'eftomac des malades ne pouvait fupporter le quinquina en nature, ou fous forme d'électuaire.

la fibre; il ranime étonnamment les efprits vitaux. Enfin, il femble que c'eft par inftinct de la nature, que les confomptionnaires eux-mêmes foient toujours portés à rechercher le froid avec tant de délices. C'eft auffi fous ces rapports que je leur confeille de prendre leurs boiffons & les remèdes abfolument froids; fi ce n'eft cependant dans des circonftances où quelques fymptomes inflammatoires s'oppoferaient à cette méthode.

Il eft en outre de la dernière importance de faire refpirer aux malades un air pur & frais; celui de leur appartement doit être fréquemment renouvellé par l'ouverture des portes & des fenêtres, à des momens convenables; car rien n'eft plus nuifible dans cette maladie que d'habiter des appartemens clos & chauds, ou mafqués par d'autres logemens. On doit confidérer le fluide atmofphérique qui nous inveftit de toutes parts comme un bain réel dans lequel nous fommes plongés, qui agit conftamment fur nos corps, & qui nous fortifie ou nous relâche, en proportion du degré de fraîcheur ou de chaleur dont l'air se trouve imprégné.

C'est par de semblables moyens qu'on pourra combattre avec succès la puissance sédative de l'acrimonie putride.

La seconde indication propre à corriger la diathèse putride des humeurs, se trouve dans l'usage des remèdes anti-septiques qui sont, 1°. le quinquina ; 2°. tous les végétaux rafraîchissans & de nature acescente ; 3°. l'air fixe.

L'effet de ces remèdes doit être favorisé par des boissons délayantes, prises en abondance ; mais on doit avoir attention de nettoyer auparavant les premières voies des impuretés qu'elles pourraient contenir ; car dans cette espèce de maladie la bile & les autres humeurs ont une grande disposition à la putrefcence ; & si on les laisse croupir dans les intestins, non - seulement elles y produiront un principe conſtant de fermentation, mais il en réſultera encore des acci-dens locaux, tels que des nauſées, le vomiſſement, des évacuations exceſ-ſives, des coliques douloureuſes, des téneſmes, &c.

Le quinquina ayant été juſtement recommandé comme tonique dans la Conſomption ulcéreuſe putride, nous allons conſidérer ici ſa vertu comme anti-ſeptique. Les expériences du docteur Macbride prouvent ſuffiſam-ment que le quinquina poſſède cette qualité au point le plus éminent; puiſqu'il eſt établi qu'un degré con-venable de fermentation dégage de cette écorce une matière ſubtile qui a le pouvoir de rendre la fraîcheur à des ſubſtances animales déjà putré-fiées. C'eſt ce qui a donné lieu de retirer de l'application de ce remède un ſi grand avantage dans la cure des mortifications naiſſantes; ainſi que pour la guériſon des plaies & ulcères dans leſquels les ſolides ſont totale-ment relâchés, & les fluides en état de diſſolution. L'expérience journalière juſtifie également l'efficacité du quinquina dans les fièvres malignes, les eſpèces de petite vérole de la plus mauvaiſe qualité, & dans toutes les affections où les humeurs tendent évidemment à la putreſcence. Du reſte, nous avons déjà indiqué la manière la plus favorable d'adminiſtrer ce remède *par excellence*.

La théorie de la putréfaction, & conſéquemment la découverte des ſubſtances propres à la prévenir dans les corps animés, n'eſt parfaitement connue que depuis peu d'années. Nous en ſommes redevables aux ouvrages que Sir John Pringle & les docteurs Black & Macbride ont publiés ſur la nature & le méchaniſme de la putréfaction ; auſſi la médecine peut-elle actuellement ſe flatter de poſſéder les moyens les plus ſpécifiques pour combattre avec ſuccès un auſſi formidable ennemi.

Les ſucs récens des fruits & des végétaux ſont de très-puiſſans correctifs de la putrefcence ; mais leur effet eft plus fpécialement fenfible quand ils font en fermentation ; car il eft démontré que dans cet état les fruits & les végétaux fourniffent une quantité de vapeur fubtile & anti-feptique à un degré éminent, qui a la faculté de reftituer aux fubftances animales la fraîcheur qu'elles avaient perdue par la putréfaction.

Ce principe fugitif repofe & fom-meille, pour ainfi dire, dans l'union de différentes efpèces de matières compofées ; & il ne peut s'en dé-gager & prendre un nouvel effor que par une deftruction de leur tex-ture, favoir : dans les fubftances ani-males, par la putréfaction ; dans les végétaux, par la fermentation ; & dans les fubftances minérales, par différens procédés de décompofition.

Les végétaux acefcens font d'un ufage important dans toutes les ma-ladies où la bile a acquis une impref-fion putride. Ils adouciffent & corri-gent graduellement l'acrimonie de

K 4

cette humeur, & préviennent par-là beaucoup d'inconvéniens accessoires qui en résulteraient.

Sous ce point de vue, le suc récent des fruits aqueux devient d'un usage essentiel dans la Consomption ulcéreuse. On doit sur-tout préférer ceux qui possèdent une acidité douce & piquante, comme les oranges, les pommes, les raisins de Corinthe, &c. mais il convient de n'en user que dans leur parfaite maturité. Il n'est pas moins important d'observer que lorsque les fruits sont trop mûrs, ils ne sont plus doués de cette propriété anti-putride pour laquelle je les recommande : un fruit au-delà de sa maturité, & dont les sucs acides se sont évaporés, tourne bientôt lui-même à la putrescence ; il peut même alors aggraver le mal au lieu de le combattre. Au surplus, les malades doivent user des fruits en abondance, mais cependant dans une proportion qui ne puisse pas causer de flatuosités à l'estomac ni aux intestins.

Le célèbre Hoffman nous cite l'exemple d'un pulmonique de l'espèce dont il est question, qui, s'étant refusé à toutes fortes de remèdes, fut tiré en moins de trois femaines de l'état le plus déplorable pour avoir mangé une quantité prodigieufe de fraifes *. ·

Dans cette maladie, ainfi que dans toutes celles de l'efpèce putride, le malade defire ardemment les fruits acidules & les végétaux. C'eft ce qui donne lieu de préfumer que fi l'on s'écartait moins des indications de la nature daus la plupart des maladies, on retirerait probablement de bien plus grands avantages dans le réfultat de leur traitement. Il n'eft affurément que trop de malades qui font morts, pour avoir fait céder aux règles étroites de l'art le vœu méconnu de la nature ! Il faut cependant convenir que les médecins inftruits commencent enfin à fe délivrer des entraves

---

*'Vide Cap. de affect. phtificâ.

du préjugé, pour n'écouter que les préceptes invariables de cette mère fage & prévoyante. Une femblable indépendance des opinions erronées de nos prédéceffeurs, jointe à l'attention de ne pas dévier de la route tracée par la nature dans le cours des maladies, à coup fûr, ne peut que tourner à l'avantage du genre humain, en perfectionnant l'art de guérir.

J'ofe donc me livrer à l'efpoir que le fiècle préfent formera une époque importante dans les annales de la médecine. L'efprit d'une recherche libre & indépendante femble fe répandre univerfellement ; & comme membre du corps refpectable auquel je me fais gloire d'appartenir, je puis dire ici que les praticiens ont, de concert, combiné leurs efforts pour étendre la perfection de l'art jufques dans fes dernières ramifications.

Nous allons enfin parler de la troifième indication, qui tend à introduire dans l'intérieur une quantité

suffisante de ce puiffant correctif de
la putréfaction, *l'air fixe* (35).

---

(35) Depuis la première édition de cet ouvrage , il
a paru une brochure en anglais , par laquelle le docteur Beddoes , profeffeur de chymie à l'Université
d'Oxford , offre comme un moyen curatif , & qu'il regarde comme prefque infaillible dans les premiers degrés de la phthifie pulmonaire , l'emploi par infpiration
de différens airs artificiels , modifiés & combinés avec
l'air atmofphérique. Outre des argumens d'une grande
force , cet habile médecin étaie fon fyftême de l'autorité des plus célèbres chymiftes de notre fiècle. Il
invoque fur-tout en fa faveur l'affentiment de Four-
croy , favant que la République Françaife s'honore de
poffeder autant fous le rapport des fciences , que
comme un de fes légiflateurs. En un mot , les obfervations rapportées à l'appui des raifonnemens de
l'auteur , font auffi authentiques qu'elles paroiffent
concluantes.

Au moyen de fon procédé , le docteur Beddoes , &
d'autres praticiens qu'il cite , font parvenus à diminuer confidérablement la quantité de l'expectoration ;
à rendre la poitrine libre & dégagée , de douloureufe
& oppreffée qu'elle était ; à reftaurer au malade l'appétit & le fommeil ; à détruire fur-tout d'une manière
merveilleufe la fétidité de l'haleine des malades ; en
un mot , à rendre le pouls à-peu-près à fon état naturel.

L'auteur d'une découverte auffi importante s'en-
gage à publier inceffamment les détails relatifs à l'appareil néceffaire pour fe procurer ces différens airs
artificiels. Il promet auffi la defcription & la gravure
de l'inftrument , qu'il annonce , au refte , peu différent
du gazomètre de *l'infortuné* Lavoifier. Mais écoutons

Tous les végétaux dans un état de vive fermentation sont imbus de ce principe élastique, qui se développe en grande quantité, au moyen de l'effervescence qu'on excite par la mix-

---

le docteur Beddoes lui-même, plein de son sujet, & animé du desir brûlant de servir l'humanité, après avoir fait l'énumération rapide des diverses maladies dans lesquelles il pense que son procédé pourroit réussir, s'écrier dans son enthousiasme : « S'il est malheureusement beaucoup de maladies dans lesquelles ni les malades ni les praticiens n'ont nullement lieu d'être satisfaits de l'état actuel de la médécine, il existe beaucoup de circonstances qui semblent indiquer l'époque prochaine d'une grande révolution dans l'art. Nous sommes déjà redevables à la chymie pneumatique de commander en quelque sorte aux élémens qui composent les substances animales ; & l'on ne peut révoquer en doute l'influence d'une proportion convenable de ces mêmes élémens modifiés & combinés. C'est donc à la médecine pneumatique à savoir en faire une sage & juste application à la restauration & à la conservation de la santé. Ainsi, s'il n'est point absurde de supposer l'organisation humaine susceptible de perfection, par analogie avec celle qu'on a déjà fait éprouver à différentes espèces d'animaux & de végétaux, pourquoi ne se livrerait-on pas à l'espoir, non-seulement d'un changement avantageux dans la pratique actuelle de la médecine, mais encore dans la constitution même de la nature humaine ? changement heureux qui réaliserait enfin une partie des rêveries de l'alchymie ».

tion de fubftances alkalines avec l'af-
fufion d'un acide.

Les liqueurs falines font d'une
grande efficacité dans la pulmonie
ulcéreufe, pourvu qu'elles foient avalées dans l'inftant de l'effervefcence,
& qu'on en répète fouvent l'ufage.
Parmi le nombre des préparations de
cette efpèce, celle comprife fous la
formule fuivante m'a paru auffi agréable à prendre qu'elle eft avantageufe
dans fes effets.

℞ D'eau de Seltzer. . . . . ℥ jv.
De fucre de limon récent . . . . ℥ ß.
De fel d'abfinthe. . . . . ℈ j.

Mêlez le tout, pour être avalé pendant l'effervefcence.

Le mélange d'un alkali modéré
avec du vinaigre commun, produit le
même effet que la préparation ci-
deffus. Cette mixtion a feulement le
défavantage de moins flatter le goût;
mais, à raifon de la modicité du
prix, ce remède devient très-utile
à la claffe peu fortunée. L'eau fortement acidulée par l'acide vitrio-

lique, avec une addition proportion-
nelle d'un doux alkali, remplit également le même but : cette boisson
est d'ailleurs infiniment plus agréable
& à meilleur marché que la dernière ;
elle peut même lui être préférée
dans plusieurs circonstances.

Mais nous observerons qu'on ne
doit attendre du succès de ces mixtions, qu'autant que l'usage en est
fréquemment employé : il n'est pas
possible d'espérer beaucoup d'effet
d'une boisson de cette espèce prise
une seule fois en six ou huit heures
de temps.

Les infusions de malt, de mélasse,
de miel, de sucre, &c. en état de
vive effervescence, peuvent aussi former des moyens curatifs d'une grande
efficacité dans cette maladie. Il est
seulement nécessaire qu'elles ne soient
pas trop fortes, & qu'il n'y entre
point de substances qui puissent nuire
à la fermentation, telles que le hou-
blon & tous les amers en général. Il
est sur-tout essentiel que ces infusions

foient bues pendant l'effervefcence; car dès qu'elles font devenues infipides & qu'elles ont perdu leur acidité, non-feulement leur effet médicinal ceffe, mais attendu leur aptitude à fermenter dans un fens contraire au but qu'on fe propofe, il peut en réfulter des inconvéniens de différente efpèce : c'eft ce qui prouve la néceffité de renouveller fouvent le procédé de l'effervefcence. Le porter fpiritueux mis en bouteille, le cidre, le poiré, l'hydromel, &c. toutes ces boiffons peuvent remplacer avantageufement celles dont il a été parlé plus haut. J'ai connu une dame qui attribue, avec beaucoup de vraifemblance, fa guérifon d'une Confomption pulmonaire ulcéreufe à l'ufage habituel du porter (36).

Les eaux minérales de Seltzer &

---

(36) Le porter eft une boiffon fermentée, faite avec de l'orge très-defféchée par la torréfaction. C'eft la plus fpiritueufe & la plus fubftantielle de toutes les bières ; c'eft, en un mot, la bière *par excellence* des Anglais.

de Pyrmont font auſſi très-efficaces dans cette maladie, pourvu qu'on les prenne fraîches & en quantité ſuffiſante ; mais leur cherté nuit généralement à leur uſage.

Le docteur Prieſtley a découvert le procédé d'imprégner l'eau commune d'air fixe. Par cette ſimple addition, l'eau contracte la qualité gaſeuſe qui eſt particulière aux eaux de Seltzer & de Pyrmont, & peut offrir les mêmes avantages *. Il ſuffit ſeulement d'en boire abondamment, & d'en faire ſa boiſſon ordinaire. Au ſurplus, ſi quelque circonſtance exigeait un remède plus chaud, il ſerait bon d'ajouter à la mixtion un peu de vin de Bordeaux, du cidre ou de l'hydromel. Toutes ces boiſſons d'ailleurs répondent au même but.

Si pendant l'uſage de ces remèdes les premières voies devenaient dou-

---

* Voyez la méthode d'imprégner l'eau d'air fixe, dans le petit Traité du docteur Prieſtley ſur ce ſujet ; mais l'appareil le plus propre à ce procédé, eſt de l'invention du docteur Nooth.

loureuſes,

loureufes, ou qu'elles fuffent diften-
dues par des vents, on peut dans ce
cas avoir recours aux aromates ainfi
qu'aux amers, mais avec les précautions néceffaires.

Actuellement que nous avons am-
plement traité de la manière de parer
aux accidens les plus urgens de la
Confomption pulmonaire ulcéreufe,
ou de la putrefcence générale des
fluides, nous allons indiquer la méthode curative du mal dans fa fource,
c'eft-à-dire, de l'ulcère au poumon.

Mais avant d'entrer en matière, il
ne fera pas inutile de faire quelques
réflexions fur la difficulté fouvent in-
furmontable de guérir les plaies & les
ulcères, même aux parties extérieures
du corps ; fur-tout lorfque le mal eft
fitué près des jointures ou autres en-
droits expofés à un mouvement habituel. Malgré que le chirurgien ait
l'avantage des applications locales,
& qu'il foit en fon pouvoir de prévenir un furcroît d'acrimonie dans la
plaie ; comme auffi d'empêcher la

L

communication de l'air extérieur, si préjudiciable aux plaies en général, on ne peut se dissimuler que la guérison en est souvent impossible ; à moins qu'un repos absolu de la partie affectée ne favorise l'effet des remèdes. D'après cela, doit-on être surpris de voir les efforts de l'art aussi souvent en défaut dans la cure des ulcères au poumon ! organe qui, pendant chaque instant de la vie, se trouve dans une action continuelle occasionnée par le mouvement alternatif de l'inspiration & de l'expiration. Il est d'ailleurs presque impossible d'atteindre immédiatement la partie ulcérée, si ce n'est par l'insuflation de l'air ou de quelque vapeur dans la cavité des bronches ; & comme il n'existe aucun égouttoir dans la partie la plus déclive de la plaie, la matière a d'autant plus de difficulté à s'évacuer par l'expectoration, que sa sortie est contraire à la force de gravité. Dans l'état de santé, l'action des muscles suffit bien pour surmonter cet effort ;

mais le corps fe trouvant affaibli par la maladie, l'action mufculaire, diminuée proportionnellement, devient alors infuffifante. Ajoutons à ces inconvéniens celui du contact inévitable de l'air ambiant avec la partie ulcérée, pendant l'infpiration.

On doit tenter la cure de l'ulcère au poumon par des moyens propres à remplir les indications fuivantes : 1°. Détourner l'affluence des humeurs qui fe portent à cet organe, pour déterminer leurs cours vers la furface du corps. 2°. Chercher à évacuer la matière purulente dont le poumon peut être imbu. 3°. Corriger l'acrimonie de celle qui refte, pour obvier à l'infection générale.

Lorfqu'une douleur locale, la difficulté de refpirer, & une inflammation violente annoncent une affluence morbifique de fluides vitaux au poumon, alors les fels neutres, le tartre émétique, l'ipécacuanha uni à l'opium (37),

____

(37) On doit être d'autant plus furpris de voir qu'il ait été fait une mention auffi legère de l'*opium*

& tous remèdes qui ont la puiſſance de relâcher les tégumens extérieurs, & de rétablir l'équilibre dans la circulation, ſont parfaitement indiqués. Nous avons déjà mentionné la manière dont ils doivent être adminiſtrés ; mais comme dans la Conſomption

---

dans le cours de cet Ouvrage, que l'adage d'un des plus ſavans Médecins que l'Angleterre ait produits (Sydenham), *ſine opio manca eſt medicina*, y eſt on ne peut pas plus accrédité. Il ne m'appartiendrait pas ſans doute, de prononcer entre l'aſſurance hardie des Médecins anglais, & notre prudence timorée en France ſur l'emploi de l'opium ; mais je dois impartialement rendre hommage à la vérité, en publiant que ce remède m'a parfaitement réuſſi dans bien des cas où je n'euſſe pas oſé l'adminiſtrer avant mon voyage dans cette contrée; & particulièrement dans diverſes affections de la poitrine indépendantes d'inflammation. Je dirai plus ; c'eſt à l'opium, uni au quinquina & à l'élixir de vitriol, que je dois ma guériſon perſonnelle d'un catarrhe chronique qui avait réſiſté, pendant près de ſix mois, à toutes les autres reſſources de l'art. Au ſurplus, quand même l'effet de l'opium dans la pulmonie ſe bornerait uniquement à tempérer la violence de la toux, à retarder la colliquation des diarrhées, ou à procurer du calme & le ſommeil (avantages qu'on ne ſauroit refuſer à ce médicament); à prolonger, par conſéquent, l'exiſtence des malades dont le ſort eſt déſeſpéré, eh! ne ſerait-ce pas toujours un remède bien précieux à l'humanité?

ulcéreuse confirmée il existe rarement
un degré remarquable d'inflammation, il y a conséquemment fort peu
d'occasions qui requièrent l'emploi de
ces médicamens.

Un sentiment de pesanteur à la
poitrine, la bouche infectée d'une
odeur putride, & la respiration pénible ; ces symptomes, dis-je, réunis
à la faiblesse & à des nausées, donnent lieu de suspecter une accumulation de matières putrides au poumon.
Dans ce cas, il est à propos de favoriser le vomissement par une infusion
de camomille ; ou si ce moyen ne
suffisait pas, on peut donner sans
crainte l'ipécacuanha à une dose assez
faible pour ne procurer que de légères évacuations. L'amas & le séjour
d'une humeur aussi offensive pourraient, non-seulement causer de
grands inconvéniens, à raison de son
stimulus, sur les parties qu'elle occu-
pe, mais encore par son absorption
dans la masse générale des fluides.

Les cautères & les sétons ont quelquefois produit une heureuse dérivation de cette humeur à l'extérieur. Sir John Pringle, d'après des expériences réitérées avec succès, recommande singulièrement l'ouverture d'un séton sur le siège même de la partie extérieure de la poitrine la plus affectée. C'était aussi la méthode des anciens.

Dès qu'on a évacué, autant qu'il est possible, la matière putride, on doit réunir ensuite tous ses efforts pour corriger l'acrimonie de celle qui peut rester au-dedans; de manière à rendre nulle son action locale, & à empêcher le résultat d'un ferment septique sur la masse des fluides.

Le seul moyen que je connaisse pour être propre à remplir cette indication, est d'introduire dans les poumons une quantité suffisante d'air fixe, produit par des mixtions salines en état d'effervescence (38).

---

(38) J'ai cru devoir indiquer une autre préparation que le docteur W. May propose comme un médicament d'une grande efficacité dans la pulmonie ulcéreuse :

Ce procédé, d'un usage entièrement moderne, est le résultat de quelques découvertes nouvellement faites en physique, & j'ose espérer pour le bien de l'humanité qu'il deviendra bientôt universel. Au reste, ce n'est que d'après les preuves les moins équivoques de l'excellent effet de cet agent curatif, que je me suis décidé à en recommander expressément l'emploi.

Si l'on considère les bons & étonnans résultats de ce principe antiseptique sur des ulcères extérieurs qui avaient résisté à tous les moyens connus de guérison, en produisant dans les plaies une prompte disposition à se consolider, en corrigeant la

℞ D'extrait de quinquina . . . . Grs. x.
De fer vitriolisé . . . . Grs. v.
De baume du Pérou q. s. pour faire trois pilules, à prendre deux fois par jour, en buvant par-dessus la potion suivante.
℞ De Mixtion saline . . . . ℥ ij.
De poudre de gomme myrrhe . . . . . Grs. x.
Formez une potion à prendre au moment de l'effervescence.

putrefcence de la matière , & en détruifant, comme par enchantement ,
fon odeur fétide , nous devons certainement être encouragés dans l'attente d'un effet pareil fur les ulcères
internes ; pourvu que l'agent puiffe
atteindre immédiatement la partie ulcérée ; ce qui s'opère aifément , attendu que l'air fixe peut , ainfi que
l'air atmofphérique , être infpiré dans
les cavités du poumon. Il eft affez
connu que l'odeur infupportable qui
s'émane de l'ulcère cancéreux n'eft
pas la moindre partie des fouffrances
du malade. Eh bien ! cet inconvénient fe détruit radicalement par l'application directe de l'air fixe fur le
mal même. Cet agent n'eft pas moins
puiffant pour altérer le caractère de
la malignité de l'ulcère , ainfi que
j'en ai fait plufieurs fois l'épreuve.
On peut voir auffi, dans les obfervations médicales de Londres, quelques
exemples qui établiffent que ce procédé a guéri des ulcères de la plus
mauvaife qualité. Enfin, j'ai été mai-

même témoin oculaire d'un cancer ulcéreux au sein, dont la marge était assez étendue pour contenir le diamètre d'une grosse pomme de pin, & qui fut réduit à la largeur d'une couronne (39), par l'application de l'air fixe. Ce topique, à la vérité, était aidé par l'usage interne de la ciguë. Ce n'est cependant pas une raison suffisante pour espérer toujours un effet semblable dans l'ulcère putride du poumon.

Mon savant ami, le docteur Percival, de Manchester, a fait l'essai de ce moyen curatif ; & la citation suivante prouvera les succès qui en ont résulté. « Encouragé, dit-il, par » ces considérations, & encore plus » par le témoignage d'un très - judi- » cieux médecin de Stafford, en fa- » veur de ce puissant anti - septique, » j'ai administré l'air fixe dans plus

---

(39) La couronne anglaise est une pièce de monnoie qui réunit à-peu-près la valeur & la dimension de nos écus de six francs.

» de trente cas de Phthisie pulmo-
» naire. La fièvre hectique, chez
» plusieurs sujets, a été considéra-
» blement abattue, & la matière ex-
» pectorée est devenue moins offen-
» sive & mieux digérée ; mais le
» docteur Whitering m'informe qu'il
» a été plus heureux encore dans ses
» essais : un pulmonique confié à
» ses soins, a recouvré une santé
» parfaite par l'emploi approprié de
» ce remède ; un autre en a éprouvé
» un soulagement très-marqué ; &
» enfin un troisième malade, dont
» l'état était vraiment déplorable, a
» prolongé évidemment son existence
» pendant plus de deux mois par le
» même procédé * ».

La méthode usitée pour l'introduc-
tion de l'air fixe dans les cavités du
poumon est d'inspirer ce gaz élastique à travers le goulot d'une cafe-
tière, ou par le moyen de l'*inspiratoire* **, instrument qu'on emploie

---

* Expérience : essais. vol. II.
** Voyez-en la figure à la fin de cet ouvrage.

pour d'autres fumigations. Le docteur Priestley a découvert que l'air fixe nitreux possédait une qualité antiseptique encore plus puissante. Cette espèce de vapeur peut être produite par l'union de l'acide nitreux aux différens métaux, le zinc excepté ; & la manière de l'employer est la même.

Il serait également fort avantageux pour les pulmoniques de respirer pendant quelques heures de suite, chaque jour, dans des lieux où l'air fixe s'engendre continuellement, comme, par exemple, dans des brasseries, où les malades pourraient aussi humer la vapeur sur la cuve même, pendant que la nouvelle bière est en état de fermentation (40).

---

(40) D'après le résultat de ces expériences, il est probable que l'acide gazeux produit par la fermentation vineuse, & employé avec les ménagemens convenables, remplacerait, avec succès, l'air fixe qu'on obtient de la bière en effervescence. Les mêmes raisons me portent à croire qu'on retirerait encore plus d'avantages de l'air gazeux & élastique qui s'exhale abondamment, & de la manière la plus

On pourra peut-être s'imaginer que ce procédé exige infiniment de

---

fenfible, des eaux minérales & thermales de Vichy, ou autres femblables, en faifant humer ou infpirer cette vapeur aux malades fur les fources même. Quoique peu analogue à mon fujet, j'ai penfé qu'on ne verrait pas, fans intérêt, ce que mon père a écrit touchant ce principe éthéré dans une differtation fur les eaux de Vichy, imprimée à Moulins en 1753. « Ce principe (dit ce véritable Médecin) eft ful-
» phureux, il s'élance hors de fa fource, & on le
» voit, dans un tems chaud & ferein, pétiller &
» j'aillir comme des étincelles. Si les eaux de Vichy
» charrient avec elles des parties volatiles, elles ne
» doivent pas y être inutilement; la nature ne fait
» rien en vain ; l'Auteur fuprême la fait toujours
» agir pour une fin. Combien ne devons-nous pas
» eftimer le volatil * de nos eaux ? Il en eft com-
» me l'efprit qui les anime & les rend fécondes ;
» c'eft une matière éthérée, fubtile, qui, par fon
» affinité avec les efprits animaux, pénètre, fans
» obftacle, toutes les divarications des nerfs, tous
» les réduits des vifcères ; elle fe porte, avec faci-
» lité dans les parties les plus enfoncées & les plus
» reculées de notre corps , & va leur donner un
» nouveau mouvement & une nouvelle vie. C'eft
» un rayon de lumière qui va porter fa férénité
» dans le corps abattu par la maladie ; en un mot,
» c'eft un efprit fécond qui eft porté fur nos eaux.

* On ne trouvera pas étonnant que M. Tardy nomme ce principe gazeux *efprit volatil*, fi l'on veut fe rappeller qu'à l'époque de l'impreffion de fon ouvrage, on n'avait pas encore imaginé de qualifier ce gaz du nom un peu extraordinaire, *d'air fixe*.

précautions, pour obvier à ce que le patient ne foit fuffoqué par la qualité méphitique de ce gaz ; mais nous pouvons, d'après notre propre expérience, affurer hardiment qu'il eft abfolument fans danger : j'ai connu différentes perfonnes qui avaient refpiré ainfi cette vapeur pendant plus d'une heure de fuite, & qui avaient répété l'opération jufqu'à trois & quatre fois par jour, fans en avoir éprouvé le moindre inconvénient, non plus que de fon ufage prolongé.

Si par l'effet de ces remèdes la fièvre hectique perd de fon intenfité ; fi le pouls revient à fon état naturel ; fi la toux fe modère ; fi la matière des crachats, rendue avec plus de facilité, devient moins infecte & moins purulente ; qu'elle prenne une confif-

---

» Mais qu'on ne s'y trompe pas, on ne trouve
» cet efprit qu'à leur fource ; c'eft-là feulement où
» il fe plaît à manifefter fa préfence & fs bons effets:
» à vingt pas, ce n'eft plus le même goût, la
» même odeur ; par conféquent ce ne fera plus des
» eaux fi animées, fi efficaces, &c. »

tance plus épaisse & semblable à celle de la bonne crême ; que son goût s'adoucisse, & que son odeur approche de celle du fromage grillé quand on la fait exhaler sur des charbons ardens, alors on peut avoir de grandes espérances pour la guérison du malade.

Si la fièvre hectique n'offrait que de légers symptomes ; si elle n'était accompagnée d'aucune irritation locale, ce ne serait peut-être pas un signe alarmant pour la vie du malade que d'éprouver un crachement purulent ; pourvu qu'il fut seulement le produit d'une *exsudation inflammatoire*, secrétion dont nous avons établi les caractères distinctifs dans les chapitres précédens. Cette sorte d'expectoration peut indiquer, au contraire, que l'ulcère du poumon est en train de guérir ; le pus qui en résulte étant la substance ou l'agent dont la nature se sert pour la régénération des fibres charnues détruites par la suppuration. *Pus quoque quacumque*

*parte erumpit, si est læve, album, &
unius modi, sine ullo metu est* *.

Après avoir développé le mode
curatif qui convient à la Consomption ulcéreuse, comme maladie es-
sentielle, il est nécessaire de faire
mention de quelques-uns de ses symptomes, qui semblent exiger, dans
leur marche, une attention plus particulière. Ils diminueront à proportion que la maladie approchera de sa
fin ; mais quelquefois aussi ils paraîtront assez alarmans & assez dangereux, pour exiger tous les soins
du médecin. Tels font des points
aigus, un vomissement continuel,
une diarrhée violente, l'expectoration très-pénible, & des sueurs colliquatives excessives.

Il a été observé, dans la première
partie de ces Recherches, que le
stimulus de la matière putride, indépendamment d'autres causes, pouvait, de temps à autre, produire l'inflammation aux environs des parties

---

* Cornel. Celf. de Med. libr. 2.

ulcérées, & par conséquent cauſer des points douloureux dans la poitrine. Ce cas peut indiquer le beſoin de ſaigner ; mais on ne doit uſer de ce moyen qu'avec la plus grande circonſpection ; de peur que les forces du malade ne ſoient inutilement affaiblies par la perte de ſon ſang, déjà ſuffiſant à peine pour réſiſter aux déſordres de la fièvre putride. On ne doit pas être moins en garde ſur le danger de confondre la *pleurodynia flatulenta*, d'avec les véritables points inflammatoires dont nous avons établi la diſtinction dans le chapitre III de cet ouvrage.

Je viens de conſeiller de tirer du ſang dans quelques circonſtances de la Conſomption ulcéreuſe ; mais je dois obſerver que l'application des véſicatoires eſt d'un uſage plus étendu, & peut-être moïns ſuſceptible d'inconvéniens que la ſaignée (41).

---

(41) On pourra difficilement, en France, ſe prêter à croire que les véſicatoires, dont l'effet eſt d'aug-

Lorſque

Lorſque les douleurs occupent la capacité de la poitrine, ſans ſiège déterminé, les véſicatoires doivent être appliqués ſur le dos; mais quand le mal eſt ſeulement local, on doit placer l'emplâtre le plus près poſſible de la partie douloureuſe, à quelque lieu de la poitrine que ce ſoit.

Paſſons actuellement aux vomiſſemens, à la diarrhée, à la ſuppreſſion des crachats, ſymptomes d'une con-

---

menter l'action du ſyſtême vaſculaire & d'accroître l'efferveſcence du ſang, puiſſent ſuppléer à la ſaignée, laquelle, en diminuant la plénitude des vaiſſeaux & la rigidité des artères, produit ſenſiblment le calme & la détente. Mais, au reſte, pour moyen intermédiaire & moins extrême, je conſeillerais, d'après l'autorité du Docteur Buchan, & la pratique des meilleurs Médecins de Londres, l'application d'un emplâtre de poix de Bourgogne, de cinq à ſix pouces de diamètre, entre les deux omoplates, qu'on peut renouveller tous les huit jours, en ayant ſeulement l'attention de le lever de tems à autre pour eſſuyer la ſéroſité à laquelle cette application donne lieu. Le ſeul inconvénient de cet emplâtre eſt une démangeaiſon ſouvent incommode qu'il occaſionne; mais qu'on peut éloigner en humectant la partie avec de l'eau tiède & du lait, ou également avec une décoction d'eau de ſureau, de guimauve, &c.

M

séquence tellement fâcheuse, qu'à moins qu'on ne parvienne à les éloigner promptement, ils précipitent bientôt le malade au tombeau. Les expressions de Celse, d'après Hypocrate, peuvent parfaitement s'appliquer à cet état de la maladie. *Maxime-que, ubi post hæc orta dejectio est, protinus moritur. Item, pus expuisse in hoc morbo, deinde ex toto spuere desiisse, mortiferum est.*

Il arrive fréquemment que dans les périodes les plus avancés de la maladie, la partie acrimonieuse de l'humeur putride reflue du poumon dans la masse générale des fluides, & se décharge ensuite dans les intestins. C'est-là la cause de ces désordres alarmans, tels que des vomissemens, des ténesmes, des maux de tête & des vertiges, des oppressions, des défaillances, des sueurs froides, &c. Alors, si l'on examine attentivement les selles du malade, on reconnaîtra qu'elles sont vraiment purulentes & d'une odeur fétide & cadavéreuse. Indépen-

damment des suites d'une telle mé-
tastase, la bile & les sucs gastriques,
à raison de la diathèse générale de
putridité, peuvent contracter une
acrimonie capable de produire des
accidens semblables & tout aussi alarmans. Enfin, il se présente souvent
des cas de cette nature, dans lesquels
le malade est si promptement épuisé,
qu'à peine a-t-on le temps de lui procurer du soulagement, même par
l'emploi des palliatifs.

J'ai été dernièrement témoin d'un
exemple de cette espèce, chez une
demoiselle infiniment amaigrie & ex-
ténuée par l'effet d'une Consomption
ulcéreuse. Cette malade, d'une constitution très-irritable, fut soudaine-
ment prise de faiblesses & attaquée
de vomissemens violens qui, après
avoir duré quelques heures, furent
suivis de douleurs intolérables dans
les intestins. Bientôt ensuite il en résulta des évacuations si copieuses,
qu'elle rendait ordinairement dans
l'espace de douze heures, jusqu'à qua-

rante selles, tantôt sanguinolentes, tantôt purulentes, mais toujours accompagnées de ténesmes des plus cuisans. Cette personne se trouvait alors tellement affaiblie par la quantité énorme de ces déjections, qu'elle tombait, pour plusieurs heures, dans un état d'insensibilité parfaite.

On essaya d'administrer, sous toutes les formes connues, les opiats & les astringens, qui procurèrent par intervalles quelque léger répit; mais ce calme était toujours acheté bien cher, soit par des maux de tête cruels, soit par des vertiges & des efforts de vomir qui survenaient à tout moment. La malade tombait dans un état d'accablement incroyable, & ses yeux portaient alors une empreinte qu'il serait difficile d'exprimer; ils offraient, en un mot, l'aspect de la mort. Du reste, sa sensibilité était telle, qu'elle ne pouvait supporter la plus faible lumière ni le bruit le plus léger, pas même celui d'une personne qui traverfait l'appartement le plus doucement poffible.

Il était exceffivement difficile de favoir quel parti prendre dans une conjonéture auffi preffante : d'une part, le fyftême était fi irritable, qu'il ne paraiffait pas poffible qu'il pût jamais furmonter les effets dangereux d'une telle accumulation d'acrimonie dans les inteftins ; & d'un autre côté, la débilité de la malade femblait interdire toute tentative pour l'évacuation de cette matière offenfive. Le feul moyen qui reftât pour foulager fes fouffrances, était de s'efforcer à corriger la putridité de cette matière acrimonieufe, & d'affaiblir ainfi la violence de l'irritation.

Heureufement, m'étant rappellé d'une courte differtation du doéteur Percival fur la racine de Colombo (42), qui établit que ce remède

---

(42) Cette racine précieufe qui nous vient fous forme de nœuds de Colombo, ville dans l'île de Ceylan, offre une furface raboteufe d'un jaune brun,

avait arrêté de violens vomiſſemens &
des dévoiemens exceſſifs après avoir
réſiſté à tout autre moyen de l'art ;
je tentai l'eſſai de cette racine , & je
l'ordonnai ſous la forme qui ſuit :

℞ De poudre de Colombo . . . . ℨ ß.

A prendre toutes les heures dans de l'eau de Pyrmont.

Nota. A défaut d'eau de Pyrmont , on peut ſe
ſervir avec le même avantage de toutes ſortes d'eaux
minérales ferrugineuſes.

La première doſe procura un ſou-
lagement marqué ; & après la troi-
ſième priſe la malade n'éprouva plus
ni tranchée , ni aucun des accidens
qui nous avaient ſi juſtement alarmés.
Je fis néanmoins répéter l'uſage de ce
remède toutes les trois heures , avec
l'addition de quelques grains de rhu-
barbe ; & au moyen de ce traitement,

& paraît , dans l'intérieur , d'un verd citroné. Sa
ſaveur eſt d'une amertume déſagréable & légèrement
aromatique. L'expérience a appris que ce remède était
un excellent anti-ſeptique , & un puiſſant correctif
de la putreſcence ; & qu'on l'avait employé , avec
le plus grand ſuccès , dans des cas de vomiſſemens
& de diarrhée les plus déſeſpérés.

favorifé par les boiffons falines effer-
vefcentes dont il a été queftion dans
ce chapitre, ma malade revint à un
état de fanté bien meilleur qu'on
n'eut jamais pu l'efpérer. Je crois même fermement avec elle que cette
méthode l'a tirée du danger le plus
imminent.

J'ai recueilli, dans quelques cas
où les douleurs étaient des plus aiguës, un excellent effet de l'addition
d'un demi-grain d'ipécacuanha à la
racine de Colombo, dans la même
proportion que celle ci-deffus pref-
crite.

Lorfque l'expectoration devient plus
rare & plus pénible, & que l'oppreffion à la poitrine s'accroît, la racine
de fcille offre alors des préparations
fort avantageufes. Les folutions de
gomme ammoniaque peuvent être
également utiles dans ce cas ; pourvu qu'il n'exifte point de fymptomes
inflammatoires.

Les fueurs colliquatives paraîtront
rarement, à ce que je penfe, fi le

traitement que je viens d'indiquer eſt employé à temps utile, & avec l'exactitude qu'il requiert. Cependant, dans le cas où la ſurvenance de ces ſueurs ſemblerait exiger une attention particulière, l'uſage du quinquina, uni à l'acide minéral, peut être d'une grande efficacité, ſur-tout ſi ce remède eſt aidé par l'action du froid. Au ſurplus, l'eau de chaux très-utile dans beaucoup de circonſtances, ne paraît nullement convenir dans celles-ci, à cauſe de ſa trop grande affinité avec l'air fixe.

Quant au régime diététique qu'il convient d'obſerver dans la Conſomption ulcéreuſe, pour éviter d'être prolixe, je me référerai à ce que j'ai déjà obſervé à cet égard dans la première partie de cet ouvrage. Cependant, je crois qu'il ne ſera pas déplacé d'en récapituler ici les objets principaux. Je répéterai donc que pour concourir à la cure de la Conſomption pulmonaire ulcéreuſe, la nourriture des malades doit être entièrement prife dans le règne végétal (en exceptant néanmoins les coquilages (43), dont on peut ufer librement). En conféquence, les légumes, les fruits & leurs diverfes préparations, feront les alimens les plus convenables. Le lait de vache, de jument ou d'âneffe, à raifon de fa qualité balfamique & nourriffante, eft également ici indiqué. Nous confeillons en outre, pour boiffon habituelle, foit l'eau minérale de Seltzer, de Pyrmont, de Briftol, foit l'eau artificiellement imprégnée d'air fixe.

---

(43) Je vais rapporter, à l'appui de cette exception en faveur des coquillages, une obfervation fingulière, tranfmife par le Docteur Kentifh, dans une differtation qu'il a publiée, en 1784, fur la Phthifie pulmonaire : *Unus ex amicis meis cum febre hecticâ, tuffi violentâ exfcreatione, colliquativis purulentâ, fudoribus diu laboraffet ; diæta parca lactea, fine fructu, tandem contra medici confilium victu pleniore, oftraeis, falerno, & cerevifiâ ufus eft, fymptoma maligna difparuerunt, feliciterque convaluebat.* On peut ajouter à cette citation, qu'on a remarqué que les ouvriers qui font employés au travail des falines, ou ceux qui habitent près des marais falans, n'étaient prefque jamais attaqués de la pulmonie, & très-rarement affectés de la toux de poitrine.

Lorsque les circonstances requièrent une boisson plus cordiale, nous recommanderons pour lors l'usage des vins de Bordeaux, de Lisbonne ou du Rhin ; comme aussi le cidre, le porter & l'hydromel (44), pourvu que ces différentes boissons soient fraîches, & douées de cette vivacité piquante qui annonce la présence d'un principe anti-septique. Je ne prétends pas, au surplus, interdire absolument l'usage modéré de la nourriture animale, si toutefois elle est légère & d'une digestion facile, & principalement quand les malades paraissent le desirer avec ardeur ; mais, dans tous les cas, le mieux est de s'en priver entièrement.

Je vais actuellement hasarder de déclarer mon sentiment sur l'influence

---

(44) Il est à présumer que l'Auteur a voulu parler de l'hydromel vineux, autrement fermenté ; car l'hydromel simple est une boisson adoucissante, détersive, & même légèrement laxative, qui ne conviendrait nullement dans le cas où l'autre espèce est indiquée.

de l'exercice & de l'air dans la Confomption pulmonaire.

L'exercice du cheval eft hautement recommandé d'après l'autorité du célèbre Sydenham, qui croyait ce moyen auffi affuré dans la cure de la pulmonie, que le quinquina eft fpécifique dans les fièvres intermittentes. Loin de partager ce fentiment, j'ofe être d'avis que l'équitation ne doit pas être employée légèrement dans cette maladie, attendu qu'il exifte fort peu de cas où cet exercice ne foit nuifible aux pulmoniques.

On ne peut difconvenir qu'il n'accélère, même en état de fanté, le mouvement artériel, & qu'il ne rende toujours la refpiration plus vive chez les fujets d'une conftitution délicate. On fait auffi qu'il en réfulte fouvent des points douloureux dans la poitrine, fur-tout après les repas. Dans le fait, cet exercice produit inconteftablement une détermination plus abondante de fang aux vaiffeaux pro-

ches du cœur, que lorsque le corps
est dans un état parfait de repos.
Nous remarquons que dans toutes les
espèces de Consomption pulmonaire,
spécialement pour peu qu'il y ait
d'inflammation, le fluide sanguin a
toujours plus de tendance à se porter
au poumon, & que la guérison dépend, en grande partie, de l'éloignement prompt & effectif de cette
affluence. D'après cette vérité reconnue, je suis donc autorisé à avancer que l'exercice du cheval n'est pas
sans danger dans la maladie qui fait
l'objet de ce traité (45).

---

(45) En me référant à ce que j'ai déjà dit, dans
l'avant-propos de cet Ouvrage, à l'égard du sentiment personnel de l'Auteur, relativement à l'exercice du cheval dans la pulmonie, (sentiment que je
ne partage pas dans tous ses points), j'ajouterai que
si le malade a la poitrine douloureuse, si sa respiration est courte & laborieuse, & si, indépendamment d'autres symptomes fébriles, il existe une vitesse
contre nature dans la marche du pouls, il paraît
certain que l'équitation, loin d'être utile, peut, au
contraire, y devenir alors funeste : l'oscillation imprimée au système artériel, par les secousses brusques &
fréquentes des mouvemens du cheval, en augmentant
le ton & la rigidité de la fibre vasculaire, doit nécessai-

C'est aussi par la même raison que dans de pareilles circonstances les malades doivent éviter de marcher trop vîte & trop long-temps ; attendu que la force musculaire, en ajoutant à l'impétuosité de la circulation, excite nécessairement le cœur à se contracter plus fréquemment que dans l'ordre naturel.

Enfin, dans toutes les maladies où les puissances vitales sont trop fortes, proportionnellement à l'état du corps, comme dans toutes les fièvres inflammatoires, qu'il y ait inflammation locale ou non ; dans tous les cas de faiblesse & d'inertie accompagnés de l'irritation générale du système vasculaire, ainsi que cela arrive com-

---

rement aggraver les accidens qui résultaient déjà de ce que cette action artérielle excédait l'équilibre requis pour l'état de santé. Quoi qu'il en soit, les Docteurs Smith & May, médecins anglais d'un mérite reconnu, proposent de substituer à l'équitation, lorsque l'état du malade rend cet exercice impraticable, le jeu de l'escarpolette. Mais les mouvemens oscillatoires d'un pareil exercice ne sont-ils pas aussi au-dessus des forces d'un Consomptionnaire exténué ?

munément dans la Confomption ulcéreufe, un repos abfolu du corps
eft de toute indifpenfabilité. Cette
opinion inconteftable eft d'ailleurs
fondée fur la fage pratique des anciens.

Au refte, en propofant, comme
moyen curatif, le calme & l'inacti-
vité abfolue du corps, j'ai entendu
parler principalement du repos néceffaire aux organes du poumon lorfque ce vifcère fe trouve affecté de la
maladie dont il eft queftion. Nous
fommes, à la vérité, dans la néceffité d'en mouvoir les lobes à
chaque inftant de notre vie, pour
pouvoir exécuter le jeu de la refpiration, & ce mouvement naturel eft
doux & tranquille ; mais l'action de
fauter, de crier, de danfer, de monter à cheval, &c. agite violemment
cet organe à fon grand préjudice.

Le calme des paffions & la tran-
quillité de l'ame ne fauraient également être affez recommandés dans
cette affection. En effet, pour peu

qu'on réfléchisse, il sera facile d'appercevoir l'influence immédiate du moral sur les fonctions du physique. Les passions vives causent, en général, une accumulation de sang au cœur & dans les vaisseaux pulmonaires, qui occasionne souvent des ruptures & la mort subite, ainsi que cela est journellement prouvé par l'ouverture des cadavres. Il suit de-là qu'une hémoptisie peut se renouveller facilement par la rupture des vaisseaux d'une texture naturellement tendre; ou, qui s'étant imparfaitement consolidés, ne sont plus assez forts pour résister à l'irruption soudaine du déluge de sang qui reflue occasionnellement dans leurs faibles cavités.

Par un défaut d'attention convenable à la puissance du mouvement, dont les effets sont d'accélérer la circulation, en précipitant l'action du cœur & en causant de la distension au système vasculaire, on a commis de grandes erreurs dans la prescription, à tous les sujets atteints de la

Consomption pulmonaire indistinctement, d'un exercice certainement au-
dessus de leurs forces. Je n'ai pu voir
sans émotion, un malade ayant la
respiration vive avec une toux sèche,
des points aigus dans la poitrine, une
ardeur considérable dans toute l'habitude, la langue desséchée, & dont le
pouls ne rendait pas moins de 120
pulsations par minute ; auquel, dis-
je, on avait prescrit de monter journellement à cheval pendant deux
heures de suite. Aussi, est-il aisé de
prévoir quel fut le résultat de l'exécution d'un avis pareil.

Mais lorsque le malade commence à
devenir convalescent, qu'il est exempt
de fièvre, qu'il n'existe plus de douleur locale, que les accidens, en un
mot, qui peuvent encore se repro-
duire ne font plus qu'une suite de la
faiblesse naturelle à la convalescence,
le cas devient tout différent : alors,
l'équitation aidera beaucoup au réta-
blissement parfait de la santé. On doit
seulement avoir l'attention de com-
mencer

mencer cet exercice par le mouvement le plus doux, & de l'augmenter
par degrés, de crainte que quelque
reste d'irritation locale ne donnât lieu
à une nouvelle détermination, contre
nature, du sang au poumon, encore
tendre & affaibli par sa première in-
disposition. Je serais également d'avis
qu'on montât à cheval le matin, par
préférence à l'après-midi.

L'état de l'air étant de la plus
grande importance dans cette maladie, on ne saurait faire assez d'attention à son choix. Le malade éprou-
vera les plus grands avantages par le
seul changement d'atmosphère; & ce
moyen, fort simple en lui-même, a
souvent produit des cures inespérées.
Sans l'assistance d'un air convenable,
toute l'habileté possible, aidée des
remèdes les plus puissans, aura bien
peu de succès; on ne sera pas surpris
de cela si l'on veut considérer la
tendre structure du poumon, & son
immédiate exposition à l'action de
l'air externe que la poitrine reçoit

continuellement dans le mouvement de l'inſpiration. Lorſque ce viſcère eſt dans un état de ſenſibilité morbifique , principalement dans toutes les eſpèces de Conſomption pulmonaire , l'effet pernicieux du contact de l'air ſera infiniment plus remarquable.

L'expérience nous a prouvé que chaque perſonne vivante corrompait , par la reſpiration , un galon (46) d'air en moins d'une minute de temps; & l'air ainſi gâté devient un véritable poiſon qui tue , en un inſtant , tout animal qu'on y plonge : mais on ſait auſſi que les moyens les plus ſimples ſuffiſent pour corriger les qualités méphitiques de cet air.

---

(46) Le galon eſt une ſorte de meſure liquide anglaiſe qui contient environ quatre pintes de Paris. Quant aux moyens de renouveller l'air & d'en corriger les vices, on n'en connaît pas de plus certain que l'uſage du ventilateur. On peut conſulter, à l'égard de cette invention utile, la Traduction françaiſe que M. Demours, médecin de la faculté de Paris, a publiée, en 1744, de l'ouvrage de M. Hales, concernant le ventilateur.

Cette obſervation ſuffit pour dé-montrer le danger qu'il y a de vivre dans une atmoſphère étroite & renfer-mée; à plus forte raiſon lorſque l'air y eſt imprégné des vapeurs échauffées qui s'émanent d'un grand nombre de perſonnes réunies. On doit s'attendre également aux mêmes inconvéniens de la vapeur méphitique qui s'exhale des eaux ſtagnantes, des égouts com-muns & autres ſources de corruption. Enfin, le ſéjour des grandes villes ſera toujours plus ou moins mal-ſain en proportion du nombre de ſes habitans & de l'eſpace dans lequel ils ſeront confinés. La mal-propreté des villes ne peut auſſi qu'avoir l'influence la plus dangereuſe ſur la ſanté des hommes (47).

C'eſt à ce titre que les habitans de la ville d'York doivent infiniment de

(47) En regrettant que les bornes étroites de cet Ouvrage ne me permettent pas de rappeller tout ce que le Doĉteur Buchan a écrit, dans la première partie de ſa Médecine domeſtique, élégamment tra-duite en français, concernant l'influence de l'air, de

reconnoiſſance aux perſonnes bien-
faiſantes qui ont formé le projet du
deſſéchement de la rivière de Foſs,

---

l'exercice & de la propreté ſur la ſanté des hommes, je
ne ſaurais aſſez engager mes lecteurs à conſulter ce
chef-d'œuvre d'Hygiène & de la Médecine prophylac-
tique, qui ne doit pas moins intéreſſer les gens en ſanté
que les malades.

Je ne crois pas devoir terminer le complément
de ces notes ſans ſatisfaire à la reconnaiſſance due
aux lumières de l'Auteur que j'ai traduit, en don-
nant de la publicité à une cure intéreſſante que
j'ai déjà été aſſez heureux d'obtenir d'après ſes erre-
mens. En voici le détail hiſtorique & ſuccint. Un
confiſeur anglais de S. James-ſtreet, âgé d'une qua-
rantaine d'années, & d'une complexion plus flegmatique que ſanguine, était, depuis environ ſix mois,
dans un état de phthiſie pulmonaire, confirmée &
caractériſée, au moment où il vint me conſulter
(15 Janvier 1793), par une fièvre lente, de l'oppreſſion & des points douloureux à la poitrine, qui
étaient beaucoup augmentés par le mouvement du
corps. L'expectoration, quoique facile & peu abondante, était évidemment le produit d'une *exſuda-*
tion inflammatoire. La faibleſſe & l'amaigriſſement
du corps, l'inſomnie, les ſueurs nocturnes, le vomiſſement après les repas, tous ces ſymptomes don-
naient au malade les craintes les plus fondées ſur
ſon état. Voyant, au ſurplus, qu'il avait employé,
tour à tour & ſans ſuccès, les baumes & réſines,
les amers & le jus de creſſon, je crus à propos de
le mettre pendant une huitaine de jours à l'uſage
des bouillons de veau nitrés qui furent ſuccédés par
un léger vomitif réitéré le ſurlendemain, & par un

dont les eaux presque stagnantes produisent chaque été des vapeurs impures & malignes, qui infectent évidemment l'air des environs. L'exécution de ce plan, combiné avec le projet d'un canal pour la navigation, offrira le double avantage de concourir à la salubrité de l'air, & de favoriser grandement le commerce de cette contrée.

---

doux laxatif. Ce traitement provisoire ayant déjà, suivant mes vues, produit une détente très-sensible dans le systême artériel, je fis alors appliquer un large vésicatoire sur la partie antérieure de la poitrine, qui était celle où l'oppression & la douleur se faisaient habituellement sentir. La respitation devint aussi-tôt parfaitement libre, & les points douloureux disparurent comme par enchantement. Je laissai couler le vésicatoire pendant une quinzaine; après quoi j'employai une forte décoction de quinquina aiguisée par l'acide vitriolique, & j'augmentai graduellement la dose de cette mixtion jusqu'à six onces par jour, sans que l'estomac du malade en parût fatigué. Ce traitement, favorisé d'ailleurs par un régime analogue, produisit un effet bien plus prompt que je n'aurais pu l'espérer : la fièvre céda en peu de tems, les sueurs nocturnes se supprimèrent par degrés, les forces se rétablirent de même ; &, en moins d'un mois & demi, le malade a recouvré la santé la plus parfaite.

Le changement seul, & effectué de bonne heure, d'une atmosphère malsaine contre un air sec & fréquemment renouvellé, suffira souvent à la guérison d'une Consomption pulmonaire naissante. Mais, hélas ! les progrès du mal ont une marche si lente & des nuances tellement insensibles, que les principes de la vie sont déjà minés avant que le malade ou ses amis se soient apperçus du danger. C'est pourquoi je ne saurais trop recommander aux malades de passer sans perte de temps, dans un climat plus convenable à leur santé, dès les premières atteintes de Consomption.

L'air humide & renfermé est infiniment plus dangereux encore, attendu qu'il ne peut absorber qu'avec la plus grande difficulté les miasmes putrides qui s'émanent des corps animaux. Il en résulte un amas de ces particules impures qui, par leur ferment septique, engendrent les maladies putrides & sappent progressivement les fondemens de la vie. Les villes d'une population nombreuſe, dont la ſituation eſt enfoncée, & qui ſe trouvent dans le voiſinage de vaſtes forêts, de fondrières ou de marais, ſont ſpécialement expoſées à l'influence maligne des vapeurs de cette nature.

Un air ſec & renouvellé eſt, en tout, contraire au premier : il abſorbe, avec une prompte facilité, les particules ſeptiques du corps animal, & les diſſipe de même. C'eſt ce qui le rend ſi favorable à la ſanté & à la prolongation de la vie. Au reſte, ce n'eſt que dans les lieux élevés, expoſés aux vents (du nord ſur-tout), & éloignés de l'atteinte des brouillards humides & marécageux ; dans des poſitions qui ne ſe trouvent pas maſquées par des montagnes ou des bâtimens dominans ; qui, enfin, ſont ſitués ſur un ſol ſec & ſablonneux, qu'on doit eſpérer de rencontrer l'air le plus propice à la vie & à la ſanté des hommes ; principalement de ceux qui sont affectés de la maladie dont nous venons de traiter.

Ceux - ci doivent, de plus, rechercher une température modérée, qui, en détournant l'affluence contre nature, du fluide sanguin à l'organe du poumon, concourt efficacement à la guérison de la Consomption pulmonaire. C'est par cette raison que les malades de cette espèce se trouvent si sensiblement soulagés aux approches de la belle saison. Combien aussi n'en est-il pas qui ont prolongé le cours de leur existence pendant nombre d'années, en abandonnant simplement l'atmosphère froide & humide des contrées du nord, pour aller respirer l'air pur & modérément chaud du Languedoc & de la Sicile !

F I N.

EXPLICATION

DE LA PLANCHE,

PAR LE TRADUCTEUR,

Avec les moyens indicatifs de se servir de l'inspiratoire qui y est figuré.

FIGURE I.

L'INSPIRATOIRE tel qu'il se présente lorsqu'il est placé pour l'usage ; excepté que l'opercule trouée (A), qui doit alors être fermée, paraît actuellement renversée, à l'effet de laisser appercevoir l'ouverture de la soupape.

Cet instrument, formé d'une boîte cylindrique de plomb, de fer-blanc ou de tout autre métal, ce qui est indifférent pour son objet, doit avoir communément quatre pouces & demi de haut, sur quatre pouces de diamètre.

Figure II.

Une section du couvercle de l'inftrument dans laquelle on apperçoit la foupape de liège qui eft de forme circulaire (B), ainfi que la partie conique (C), dans laquelle s'adapte un tube flexible dont il va être queftion ci - après.

Lorfque l'infpiratoire, qui doit contenir, à - peu - près, la quantité d'une pinte de liquide, a été aux trois quarts rempli d'eau chaude par l'ouverture à laquelle s'ajufte le tuyau de cuir (D), on fixe l'inftrument fous une des aiffelles du malade, qui doit garder le lit pendant l'opération ; & enfuite le bout du tube flexible (E), garni d'une embouchure d'ivoire ou de toute autre fubftance équivalente, s'applique à la bouche pour l'opération. Alors, par l'effet de l'infpiration, l'air extérieur fe trouvant attiré dans les ouvertures (F), s'élance dans la cavité de la poignée creufe de l'inftrument, en parcourt la partie la plus déclive, & remonte, à travers l'eau chaude, dans le prolongement du tube. Cet air, imprégné des vapeurs du liquide, s'exhale ainſi dans les organes du poumon.

Ces vapeurs qui, lors de l'expiration, ſortent de la poitrine, ſe déchargent ſur la ſurface de l'eau ; & au lieu de forcer ce liquide à refluer par la poignée creuſe (F), l'air s'échappe à l'extérieur en ſoulevant la ſoupape (B). De cette manière, le jeu alternatif de la reſpiration s'effectue librement, ſans qu'on ſoit obligé de retirer l'inſtrument de la bouche.

La partie flexible du tube (D), qui doit avoir environ ſix pouces de long, s'ajuſte par l'un des bouts à une embouchure d'ivoire, de bois, ou de toute autre matière analogue, & l'extrémité contraire s'adapte au cône (C), qui eſt fixé ſur le couvercle de l'inſpiratoire.

Ce tube élaſtique ſe fabrique avec un ſpiral de fil de laiton qu'on recouvre très-étroitement avec du cuir ou de l'étoffe de soie cirée ; & pour plus de solidité, on peut dévider à l'entour un fil de soie très-fort.

Au reste, il convient de donner au tube (D) un degré convenable de flexibilité & de longueur (six pouces, par exemple), pour qu'il puisse s'adapter commodément à la bouche du malade, lorsqu'il a la tête couchée sur l'oreiller.

On observera, en outre, de ne respirer la vapeur exhalée de l'inspiratoire que lorsque la chaleur en sera réduite à une température supportable ; & il suffira de continuer l'opération seulement pendant une demi-heure chaque fois.

On aura enfin l'attention d'empêcher que, pendant le procédé, la libre circulation de l'air à travers les trous du treillis de l'opercule (A) & ceux du manche de l'instrument, ne soit interrompue par la pression des draps du lit, ou de toute autre manière.

Nous avons conseillé plus haut l'emploi seul de l'eau chaude pour l'usage général de l'inspiratoire ; mais pour plus de succès dans l'opération, on doit se servir d'une infusion de plantes émollientes & sudorifiques, ou simplement du lait bouilli avec partie égale d'eau. M. Mudge, inventeur de l'inspiratoire, regarde même ce dernier procédé comme le plus avantageux de tous. Cet auteur conseille aussi aux malades de prendre, une demi-heure avant d'en faire usage, trois cuillerées à thé d'élixir parégorique délayées dans une tasse d'eau tiède. Dix gouttes de laudanum liquide dans une tasse de thé ordinaire, mais léger, remplissent le même objet ; le tout, bien entendu, pour un adulte.

Nous ajouterons enfin, qu'outre l'effet pour lequel on emploie ce procédé curatif, il en résulte encore un autre avantage : c'est que la vapeur chaude & onctueuse qui s'exhale entre les draps, en se répandant fur toute la furface du corps du malade, produit une détente générale dans le tiffu de la peau, & donne lieu à une douce moiteur qui, en favorifant la tranfpiration, ne peut qu'ajouter au fuccès de l'infpiratoire.

Fin de l'Explication de la Planche.

ADDITION DU TRADUCTEUR.

Au moment où je difpofais pour la preffe cette feconde édition, un médecin de Paris, que je n'ai l'avantage de connaître que par fa grande réputation & par fes favantes Recherches fur la Rage *, m'a obligeamment fait offrir la communication d'un petit ouvrage imprimé à Leyde, en 1771, fous le titre : *H. D. Gaubii adverfariorum varii argumenti liber unus* ; au Chapitre VI duquel il eft fait mention d'une plante médicinale exotique, connue aux Indes orientales fous le nom de *Racine de Jean Lopez*, comme un remède de la plus grande efficacité dans toute efpèce de cours de ventre, furtout dans la diarrhée acceffoire aux derniers degrés de la phthifie pulmonaire.

---

* Recherches fur la Rage, par M. *Andry*. Deuxième édition. Paris, 1780. *in-12*.

Cet ouvrage étant écrit en latin, & d'ailleurs très-peu répandu, je m'empresse d'en fournir un extrait en français, afin qu'il puisse concourir à étendre la connaissance d'un remède aussi précieux pour l'humanité.

Le nom de Gaubius formait déjà une autorité suffisante ; mais ce savant médecin a eu la délicatesse d'étayer l'éloge qu'il fait de cette plante, de témoignages étrangers aussi respectables qu'ils sont authentiques.

La première notion de ce remède lui fut transmise par une dame hollandaise qui était récemment de retour d'un long voyage qu'elle avait fait aux Indes orientales : en racontant à Gaubius les effets merveilleux de la *racine de Lopez*, elle lui en remit quelques fragmens, en même temps qu'un manuscrit qui en indiquait les propriétés & la manière de s'en servir.

Le premier essai en fut fait sur un enfant de quatorze mois, attaqué depuis long-temps d'une diarrhée qui avait dégénéré

dégénéré en lienterie. L'ufage de cette racine, réduite en poudre impalpable, & humectée avec un peu d'eau-rofe, donnée à très-petite dofe quatre fois par jour, arrêta non-feulement le flux de ventre, mais rétablit parfaitement les organes digeftifs de ce petit malade.

Gaubius fe difpofait à continuer l'épreuve de la *racine de Lopez*, lorfque la mort inattendue de la dame hollandaife vint s'oppofer à l'exécution de ce projet. Il eut alors recours à un de fes amis qui habitait les Indes orientales, & qui au bout de quelques années feulement, ne put lui envoyer que de faibles parcelles de la plante ; & encore étaient-elles avariées & totalement defféchées par le temps.

A raifon du mauvais état de cette racine, ce fut fans beaucoup d'efpoir que Gaubius fe décida à en renouveller l'effai. Il s'en fervit cependant pour un enfant âgé de quatre ans, lequel confervait depuis plufieurs femaines

O

un cours de ventre très-fréquent, &
de matières infiniment séreuses. L'u-
fage du remède, adminiſtré fuivant
la manière déjà indiquée, eut un
fuccès égal & tout auſſi prompt.

Encouragé par ce nouveau réfultat,
Gaubius fit des démarches preſſantes
pour obtenir un remède auſſi fouve-
rain ; il fut enfin aſſez heureux pour
s'en procurer fept livres d'une qualité convenable.

Cette quantité étant fuffifante pour
multiplier les eſſais de la racine, ils
le furent beaucoup en effet ; & Gaubius nous apprend que le médicament
n'a jamais trompé fon attente dans
tous les flux de ventre où il l'a employé ; fi ce n'eſt feulement chez un
vieillard décrépit, que le délabrement & la calloſité des inteſtins
avaient fait tomber dans le flux cœ-
liaque. Gaubius n'avait point encore
eu l'occaſion d'éprouver l'efficacité
du remède dans la dyſſenterie, mais
il ne doute nullement qu'il n'y eut le
même avantage. Enfin ce médecin

nous assure qu'il avait toujours été couronné de succès dans cette espèce de diarrhée colliquative, qui presque toujours indique & provoque même une mort prochaine dans la Phthisie pulmonaire. Lors même que l'état du malade ne permettait plus d'espoir de le sauver du trépas, le remède en éloignait du moins le terme fatal, par la propriété merveilleuse qu'il a de rétablir l'ordre des intestins.

Avant de publier ces faits intéressans, Gaubius voulut s'associer le résultat des expériences d'autrui ; c'est pourquoi il fit part de la *racine de Lopez* à différentes personnes de l'art, entre autres aux docteurs Salomon de Monchy & L. Patyn de Roterdam, ainsi qu'à J. Bondewynsen, habile médecin d'Helvœtsluis—. Ces praticiens retirèrent tous du remède les résultats les plus satisfaisans, dans des cas même où la racine de Colombo & les astringens les plus puissans avaient manqué leur but. Au surplus, parmi le nombre

des observations curatives qui furent
transmises à cet égard à Gaubius, je
me bornerai à une de celles rapportées par L. Patyn dans ces termes :
« Un homme d'une trentaine d'années,
» décidément en état de Consomp-
» tion pulmonaire, était affecté d'une
» diarrhée colliquative si violente,
» qu'il rendait chaque jour une quan-
» tité énorme de matières infiniment
» séreuses & d'une fétidité insuppor-
» table. L'accroissement du mal avait
» occasionné à la langue & dans tout
» le palais de la bouche du malade,
» cette croûte épaisse & aphteuse qui
» a coutume de s'établir à cette triste
» époque. Consulté dans cette cir-
» constance critique, bien loin de
» compter sur la répression d'une
» diarrhée aussi fâcheuse, je déses-
» pérai même de pouvoir prolonger
» les jours du malade. J'essayai cepen-
» dant la *racine de Lopez*, que je fis
» administrer toutes les trois heures,
» par demi-gros dans un peu de vin
» rouge. Mais quel fut mon étonne-

» ment, lorfqu'après vingt-quatre heu-
» res de l'ufage du remède, je vis les
» felles fe réduire au nombre de huit
» par jour, & feulement à trois le
» furlendemain! Enfin l'ordre des in-
» teftins fe rétablit, & à ce moyen le
» malade put encore réfifter pendant
» quelques mois aux atteintes mor-
» telles & inévitables de fa maladie
» principale ».

Gaubius finit par témoigner fes
regrets de ce que le doute & l'igno-
rance, qui laiffent un voile fur beaucoup d'objets de l'hiftoire naturelle
des Indes, ne lui aient pas permis de
fournir des notions précifes & exac-
tes de l'efpèce d'arbre auquel appar-
tient la *racine de Lopez*, non plus que
du lieu où elle croît. Il penfe, d'après
la tradition, que cette racine, d'ailleurs fort rare, eft indigène à Goa,
d'où elle eft tranfportée par les habitans au royaume de Malaca comme
un objet de fpéculation pour le commerce hollandais.

Les fragmens de la racine qu'il

avait reçus en dernier lieu, n'excédaient pas la grosseur du pouce. L'écorce en était dure, raboteuse, ridée & d'une couleur brune; l'intérieur, recouvert d'une pellicule mince & plus pâle, offrait une substance ligneuse & un peu molle.

Au surplus, il ne s'y décèle aux sens la présence d'aucun baume ni de réfine. La plante, soit qu'on la frotte ou qu'on la mette au feu, n'a également point d'odeur décidée; en la mâchant il n'en résulte non plus aucune faveur âcre, aromatique, saline, douce, acerbe, acide ni amère.

Enfin, la manière indiquée pour l'usage de cette racine, est de la pulvériser le plus exactement possible sur du porphyre ou du marbre, en observant d'en rejetter les parties ligneuses, pour en former ensuite des pilules, incorporées soit avec la thériaque, avec du syrop, du mucilage ou tout autre électuaire analogue: la dose à administrer est en général depuis grains XV jufqu'à XXX, trois ou quatre fois par jour.

Au refte, fi ces détails ne paraiffaient pas fuffifans, on pourra en puifer de plus étendus dans l'ouvrage de Gaubius déja mentionné.

FIN.

De l'Imprimerie de CRAPELET, rue de la Harpe, n°. 155.